謹以此書，
獻給辛苦養育我長大成人、無怨無悔付出的父母親。

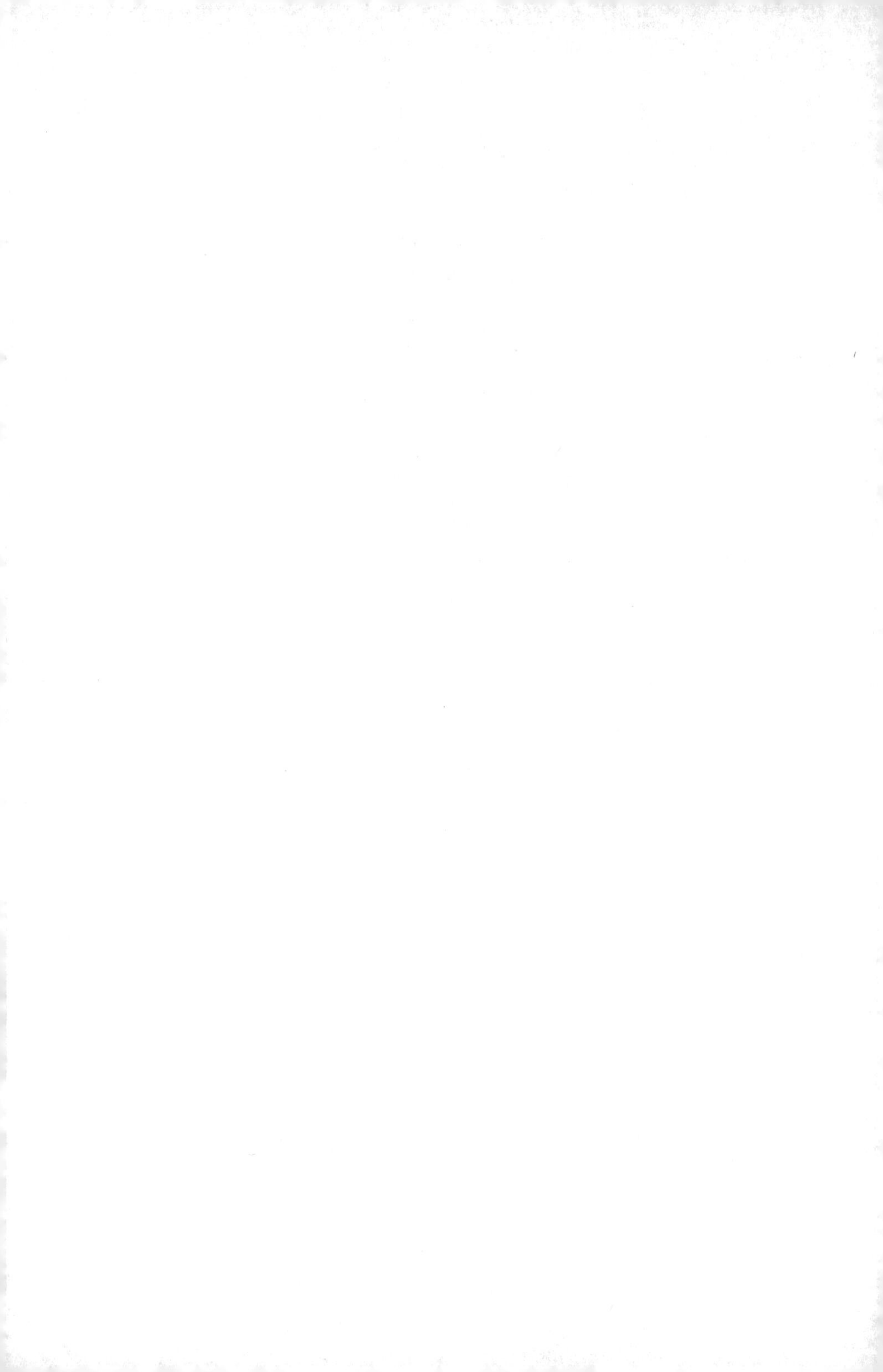

過敏，原來可以根治！

陳俊旭博士的抗過敏寶典

目錄

PART 2 根治過敏，你一定要學會的事

第四章 什麼是過敏？

第五章 為何會過敏？

第六章 根治過敏大作戰

學者專家熱情推薦

很高興又看到陳博士出書了，每一次看到陳博士的書都如獲至寶，一翻開就一口氣閱讀到最後一個字。陳博士不僅學識淵博，更能將複雜的醫學新知、養生方法，深入淺出，以平易近人的說詞，讓廣大的民眾輕易的了解與加以實踐。

事實上，不僅一般民眾要閱讀陳博士的書，所有醫藥護理界人士，尤其是所謂正統西醫更需要詳加閱讀。因為正統西醫對於急救雖有所擅長，但對於營養、免疫力、排毒、慢性過敏等等；以及自然醫學、中醫或能量醫學的認知，卻有所不足。其實，醫學醫術不分正統另類，只要能減輕病患痛苦，對症下藥，就是好的治療，就應該被接受。本書的出版，正好因應廣大過敏讀者的需求，感謝陳博士能出書提供正確醫學知識與養生方法，嘉惠廣大的鄉親，更希望本書的出版能解決讀者過敏之苦，讓更多人受惠！

（許醫師自然診所負責人）

談到過敏的經驗，我曾經有過，而且非常嚴重。然而靠著運動與氣的鍛練及正確的生活調整，早已擺脫了它的糾纏。因此，如果說：「過敏，是可以根治的。」這個我相信！生命具有無限的潛能，脫離了既有的固定模式與制約反應，身體的健康便可能恢復。

陳俊旭博士所著的《過敏，原來可以根治！》，提出了許多協助人們擺脫過敏的實用良方。告訴大家藉著對自我體質的深入檢視，調整飲食、環境、壓力等因素，便能促進身心功能回復平衡和諧，過敏就將獲得顯著的改善。這是一本極具參考價值的好書，值得推薦給您。

游敬倫
（龍合骨科診所院長）

引起過敏的過敏原經常因人而異，有的人是對花粉、塵埃過敏，有的人是對清潔劑、化妝品過敏，這些過敏原所引起的症狀通常來得又快又明顯，也就是一般人熟悉的「急性過敏」。然而，大部分人都不知道，過敏症狀在接觸過敏

原後會延遲發生的「慢性過敏」，才是真正常見的過敏類型，而其中，我們每天吃的食物又是最常見的過敏原。

個人從事抗衰老醫療十餘年，發現大部分病人其實都遭受慢性食物過敏的困擾。在臨床診療過程中，許多人的健康問題也都因為排除了食物過敏原，而獲得良好的改善。

欣見陳俊旭博士把有關過敏的醫學知識及處理過敏的經驗與大家分享。在《過敏，原來可以根治！》一書中，從過敏類型、檢測方式到過敏的治療，都有深入淺出的介紹，相信會讓更多人對過敏有進一步認識，也期望這本書能對正受過敏困擾的人有極佳的幫助！

王桂良

（安法診所院長）

自接觸自然醫學以來，總能驚喜的發現很多有別於傳統西醫藥物治療的「自然療法」，這對於長年開發功能醫學檢測的我，可說如獲至寶。多數人總將過

敏視為是與生俱來的不治之症，會有這樣的認知，皆起因於不知道過敏反應如何形成。讀過本書，讀者將發現其實過敏並非無方可醫的惡疾。

認識陳博士便是從他的著作開始，對於陳博士總能以自然醫學的精髓來闡述疾病的管理原則及積極的健康策略感到佩服，尤其書中處處可見陳博士對讀者的用心與責任感。得知陳博士將有過敏相關著作問世，期待自是不在話下，今有幸拜讀在出版之前，興奮之下，謹以此語推薦！

歐忠儒
（中華功能醫學研究機構執行長）

本書由「慢性食物過敏」切入，打破另類醫學、輔助醫學的角色，而以整合醫學的宏觀面，結合西醫、自然醫學、中醫、功能醫學的觀點及方法，詳細而有趣的介紹並提供具體、實用的「過敏大作戰」必贏戰略及戰術！

陳博士更進一步介紹斷食、身（腸道、肝、腎、肺、皮膚……）、心(減壓)與環境的減毒及去毒，超值的提供了「毒來毒往」、「祛邪扶正」的觀念及方法，完全符合眾多同道多年來所推廣「整合醫學與健康促進」的理念及實踐，值得拜讀、遵行及向親友推薦、分享！

林承箕

（台北完全優整合醫學診所院長）

由於高污染及高壓力，現代人免疫力提早退化的問題十分嚴重。陳俊旭博士以過來人的經驗，加上多年的醫學根基，為讀者提供了一些解決過敏的順勢方法，十分的實用。從日常生活的警覺到醫學專業的分析，全書深入而淺出，讀來非常親切。不健康的背後既然另有一層底因，那麼，生了病就不光是治療症狀這般的取巧態度就夠，而是需要謙卑的去審思來龍和去脈，包括生活型態的正確度和如何減低環境的戕害。陳博士用這樣的邏輯來看健康，給了我們很多的啟發。

簡基城

（新竹科學園區管理局員工診所院長）

過敏本來就可根治！

疾病及衰老受到遺傳的影響，但卻不是命運的既定。你的生活型態，才是決定健康的關鍵！

有超過千千萬萬的人受到過敏的影響，從春、夏的花草、你家中的貓狗、各種灰塵、每天吃進肚子的，都可能使人起疹子、胃腸不適、打噴嚏，甚至無法控制的癢。有些看似無關的食物，如牛奶類、含麥麩、玉米等亦是，也可能引發人們意想不到的過敏反應，甚至危害性命。所以，了解過敏、避免過敏原不但可以改善許多人的健康狀態，更有助於挽救性命。

每個人都該知道自己有何種急、慢性過敏原，並避免接觸，以便根治！陳博士的《過敏，原來可以根治！》書中詳細介紹過敏，面面俱到，讓你對過敏發生的原因和機制一目瞭然，並為你解決過敏的疑難雜症，值得推薦給所有苦於過敏的人！

李德雨

（中華民國外科、急診醫學專科醫師）

作者序

為苦於過敏的台灣朋友而寫

這本書是網友投票出來的。二〇〇八年一月，我在部落格上給網友票選，看看大家希望我繼《吃錯了，當然會生病！》之後，寫些什麼主題的書。結果，「過敏」這個主題，勝過「排毒」、「情緒」、「血糖」，以壓倒性的票數奪魁，於是我就開始撰寫此書。我也因此從部落格的回應當中，得知苦於過敏的人數非常多，迫切需要解答。所以說，這本書是順應民意而生的，是大家的需求所在。

為什麼大家都說過敏很難根治，但我卻認為過敏可以根治？因為十年前的我，確實把自己的鼻敏和氣喘根治了，皮膚過敏也不再犯！很難嗎？其實也未必，但要面面俱到倒是真的。大家回想一下，過敏在古早時候並不普遍，最近幾十年才開始流行。為什麼阿公阿嬤不過敏，現代小孩子卻普遍過敏？如果我們把古、今的環境和飲食作一對照，差異之處很可能就是過敏成因，理論上把種種條件恢復到古早時期，就可以根治。當然，如果不足之處，可以善用天然藥物與療法，非不得已才用西藥或手術。所以，實際上要根治並不難，需要的是正確的方法以及恆心與毅力。

我在台灣受過醫學院基本訓練，到美國巴斯帝爾大學繼續鑽研自然醫學，考取美國自然醫學醫師執照，並在美國開業多年，深深體悟，沒有一種醫學是十全十美的。整合醫學是未來醫學的趨勢，善用各種醫學的長處，真的可以根治過敏，這不是誇張、也不是理想，而是事實。當今醫學最迫切需要的，不是專科醫師，而是精通中西醫學和自然醫學的通才醫師，而且要像偵探似的，善於推敲病因。我大力呼籲，有過敏的人，不要悲觀，在惡化之前，早點找對醫師治療，否則纏綿多年導致永久性的傷害，例如長年氣喘造成慢性阻塞性肺病（COPD），或是類風濕性關節炎造成關節畸形，甚至長年吃藥引發腎功能衰退，那就很難治了。

地球環境在惡化，人類疾病也在惡化。這本書是很多人的求生手冊。怎麼說呢？環境不斷污染、食物添加物充斥，導致人類正在進行一場史無前例、急速加劇的殘酷演化：凡是不能忍受毒素的人將會生病或過敏，因而很容易被淘汰。百年之後存活下來的，可能都是百毒不侵、麻木不仁的人。對於人口當中很多像我這樣敏感體質、天生排毒能力較弱的人來說，遵守書中的原則，是在這個污染的環境仍能存活下去、不被淘汰的不二法門。

這本書是要給誰看的呢？應該人人都需要看。因為過敏人口幾乎已高達八〇％；而現在沒過敏，難保以後不會過敏。尤其是為人父母者一定要讀，天下父母心，大家都是望子成龍、望女成鳳，都是買最貴的、最進步的產品給自己的心肝寶貝。但是，最貴的、最進步的，真的是最健康的嗎？鄉下人喝免費母奶沒事，但都市人喝昂貴的奶粉長大卻容易過敏。古早人用苦茶粉洗澡、無患子洗頭沒事，現代人用化工香皂洗澡、石化洗髮精洗頭，卻洗出一堆皮膚過敏。五顏六色的糖果、糕點、薯條、飲料，是富足與進步的象徵，但卻也是過敏的溫床。總之，很多父母親腦中最好的，卻不一定是最適合小孩的。是誰的錯呢？是政府與社會的錯（沒有提供正確的知識）？還是廠商的錯（為了賺錢，不管產品是否健康）？或者消費者你我，也應該負起部份的責任？

過敏的氾濫，不是一夕之間造成。從我回台五年的觀察與體會，我發現，光是居家與飲食，就有很多盲點需要改進。隨書附贈的「向過敏說Bye-Bye」小別冊，是針對台灣人的叮嚀與撇步，只要照做，就會看到效果。可愛的插畫，是為了讓小孩子容易看懂，爸媽可在旁解釋。至於本文，要從何讀起呢？如果你正為過敏所苦，不妨直接跳到第三章和第六章，找尋治標又治本的方法。當然了，如果你先做做第二章的過敏檢測法，你就會知道原來你的過敏成因在哪裡。其餘的一、四、五章，著重在觀念的啟發，是打基礎用，也很重要。書末的附錄，是四個真實案例，來函照登，也都徵得當事人同意，願意跟大家分享成功見證。信心不足的人，不妨先看看這些案例吧！

這本書雖然寫了兩年，但難免還有不盡周全之處，希望各方賢達不吝指正。我希望讀者可以看懂本書，多看幾次，若還有不清楚的地方，歡迎到我的部落格發問。若有更進一步的需求，例如一些實際操作的示範，我可以視情況不定期開班授課，地點可以在台北、加州，或是其他地方，但是人數要夠才有效率。欲知最新的課程訊息、演講行程，請到我的網站或部落格查詢，網址是www.DrJamesChen.com。

前言

一個過敏兒的奮鬥史

從小學五年級開始，每個週末我都在看醫生。吃類固醇吃到月亮臉，但過敏性鼻炎還是沒改善。有一陣子，每週三次要去耳鼻喉科通鼻子。躺在診療椅上，醫師將二十公分長的鐵條沾藥，通入我鼻腔深處，如此有數月之久。父親看了不忍，有一次問醫師說：「怎麼辦？這個孩子學校成績不錯，但是身體就是不好，有沒有什麼辦法可以把過敏治好？」醫師搖頭說：「沒辦法！過敏是體質問題，一輩子就這樣，不會好了！」這是我第一次被西醫宣判「無期徒刑」，而我開始體會到，成績好壞是其次，身體健康才是最重要的。

幾年之後誘發氣喘，多次在喘不過氣的死亡邊緣掙扎，我終於知道生命的意義在哪裡。

——過敏看起來好像不是什麼大病，但只有身歷其境的人，才知道健康的可貴。

過敏如何找上我？

從「過敏兒」一路摸索，嘗試各種療法，最後變成「過敏達人」，其中三、四十年的過程幾乎可說是一部活生生的奮鬥史。

為什麼我會是過敏兒呢？雖然家族親戚有過敏體質，但為什麼我最嚴重？現在回想起來，可能是從小學一年級開始，每天吃氫化油的緣故。因為小一的時候，我們已從鄉下搬到都市，巷子口就是麵包店，每天下午四時，香噴噴的麵包出爐，媽媽會叫我開抽屜拿十塊錢，去買麵包回來吃。一九七〇年代的台灣，麵包店已經全面開始使用不能吃的植物酥油和人造奶油，而這些油，就是健康的頭號殺手——氫化油，也就是地球上不存在的反式脂肪。如此天天吃麵包，幾年下來，體內「卡」了很多身體不能代謝的氫化油，免疫系統怎能不出問題？

如果再把時間往前推，我出生時，只吃了一個月的母乳。因為父母親是村莊裡的高級知識分子，和當時都市裡的大部分父母親一樣，受到醫護營養界的錯誤宣導，認為原裝進口的奶粉遠比母奶營養，所以父母親每天省吃儉用，卻要到台北市排隊買最貴的進口奶粉給我吃。結果，鄉下鄰居小孩吃母奶長大，個個粗壯，我吃昂貴的進口奶粉長大，起先是虛胖，後來就演變成消瘦，弱不禁風。

出生在一九六〇年代，我的幼年成長史，幾乎就是台灣的經濟成長史。小學之前，住在純樸的林口台地，村莊裡幾乎人人務農，印象中，好像每隔一段時間，長輩就會背著鐵桶，到茶園或稻田裡噴灑農藥。溪溝和池塘裡的魚蝦，也就一年比一年稀少，最後終至絕跡。家家戶戶的客廳牆上，都會掛著一個藥包，裡面有各式家庭用藥，不管是頭痛、發燒，彷彿都可以在藥包裡找到答案。每隔幾個月，就會有人騎腳踏車來，把舊藥帶走換成新藥。

小學時，搬到板橋和新莊一帶，很多外地來的年輕人，就在這些工商業剛剛起飛的城市辛苦打拚，摩托車、汽車開始多起來，空氣開始污染，大小工廠如雨後春筍般遍佈各地。住宅區裡面，很可能隔壁就是鐵工廠、塑膠工廠，或是一些不知名的工廠，會發出怪聲、異味。記得我搭公車，閉著眼睛都知道公車已經開到哪一站，因為每一站的味道都不一樣。記得有一站是一個大工廠，空氣中總是有一股不舒服的味道，每次一經過，都會呼吸困難。

那時，台灣的房價開始飆漲，父母辛苦工作，賺的錢當然要買好一點的房子。所以在我印象中，常和爸爸到處看房子，也因此常常搬家。我們常常是一個新社區裡面第一戶搬進去的住家。所以，住家附近全是工地，敲敲打打，或是鄰居陸續搬進，開始裝潢，空氣中充滿油漆與木作的化學怪味，對我來說，一點也不稀奇！

因此，排放廢氣、廢水的小工廠，以及充滿甲醛的裝潢材質，正在一點一滴危害我的健康。年幼的我，當然沒有意識到這些危險。更糟糕的是，沒有人告訴我，原來每天最喜歡吃的麵包、零食、泡麵、炸排骨，裡面充滿很多不能吃的有害物質。
結合種種因素，這些污染的環境與錯誤的飲食，蠶食鯨吞了我搖搖欲墜的健康狀態，也因此種下了日後各種過敏與其他問題的病因。

鼻子總是出狀況

小學五年級，我開始出現嚴重的鼻子過敏。早上起來，一定會打噴嚏、流鼻水。任何時候，我的鼻子都有可能發癢，動不動就打噴嚏、流鼻水，彷彿有一罐胡椒粉在我鼻子前一樣，隨時都會失控。而且我發現，大部分時間，鼻子至少有一個是塞住的，有時如果兩個鼻孔都塞住就麻煩了，這時，只好用嘴巴呼吸。印象中，一年內大概只有兩、三天鼻子是暢通的。我問醫生，醫生說「這很正常，很少人兩個鼻孔同時是通的。」（但是，三十年後的今天，我把身體調好了，才發現原來兩個鼻孔可以天天都是通的。）

小學鼻子過敏最嚴重的時候，一天可以用掉一包衛生紙。由於我在學校表現優異，經常有機會上台領獎，但因為鼻子常常失控，所以我最擔心的事情，就是上台時突然打個大噴嚏或是流鼻水，那可就丟臉了。

我過敏的情形一發不可收拾，一年三百六十五天裡，鼻塞的天數越來越多，講話也有鼻音。對我而言，鼻子暢通是「異常」，鼻塞才是「正常」。由於鼻塞讓我注意力分散，晚上睡覺時還得張口呼吸，導致口乾舌燥，睡眠品質不佳。這種情形讓父母相當心疼，因此只要一到週末，就會帶著我四處求診，不論西醫、中醫或是密醫，我各種療法都嘗試過了，但是我的鼻子過敏始終沒有起色。

在我小六的時候，曾有一位西醫信誓旦旦的對我和父親說，只要我好好配合，一定可以把我的過敏治好。於是我就乖乖的配合打針、吃藥，結果原本瘦巴巴的我，在幾個月後，就有了一張圓圓的滿月臉，原來是類固醇吃太多了。但我的過敏好了嗎？還是沒好，不但鼻子過敏沒有起色，反而更嚴重了。

從過敏變成氣喘

在類固醇療法失效後，父親又帶我去一間耳鼻喉科診所，讓醫師「通鼻子」。只見醫師用兩根二十公分的鐵棒，前端裹以棉花沾藥，插到我的鼻腔深處，我就維持這個張口呼吸、鼻孔插兩支鐵棒的仰躺姿勢，一次三十分鐘，每週三次，連續數月之久。

這是一個讓人相當不舒服的療程，如果對我的病情有幫助，那也就罷了，但事實上，還是一點起色都沒有。

我記得父親有一次問醫師說：「怎麼辦？這個孩子學校成績不錯，但是身體就是不好，有沒有什麼辦法可以把過敏治好？」醫師搖搖頭，說：「沒辦法！過敏是體質的問題，一輩子就這樣，不會好了！」這是我第一次被西醫宣判「無期徒刑」，而我也深深的體認到，成績好不好是其次，身體健康才是最重要的。

醫師的這句話，對我而言是很大的震撼彈，因為我開始對西醫的信心動搖。

上了國中以後，我的過敏非但沒有因為內服類固醇或是外敷消炎藥而改善，反而變得更加嚴重了，甚至還出現了幾次氣喘。不過，我當時沒有讓我的父母親知道，因為如果被他們知道我得了氣喘，他們會更擔心，而且會認定我這輩子「毀了」。

記得國中氣喘發作時，連走路、爬樓梯都感到辛苦。不敢讓父母察覺異樣的我，只能慢慢走上階梯，走兩三階休息一下，還要裝作沒事的樣子。尤其在夜深人靜時，氣喘的情況往往最嚴重，雖然我很想睡覺，但卻因為不能呼吸，無法入睡，常常要熬到天快亮的時候，氣喘的情況漸漸舒緩才能睡著，但沒多久又必須起床。

正常呼吸，對一般人來說是天經地義的事，但對我而言，卻是奢侈品。

神奇中藥的療效

我就這樣拖著「半好半壞」的身體，上了高中。高一時，鄰居給我吃了一罐不知名的中藥膏（這罐藥膏的味道，我至今記憶猶新，回想起來，這是一罐含有薑和補藥的中藥方子，這對虛寒體質的我來說，正是對症下藥。很多中醫開方子時，因為不確定患者的體質寒熱，所以經常寒藥、熱藥一起開，如此一來，對我這種純寒體質的人就無法見效，難怪以前看了很多中醫都無效）。

吃了這罐藥膏之後，說也奇怪，鼻子過敏似乎好多了。上大學之後，氣喘變得很少發作。這是求診多年以來，我第一次碰到有效的藥物，而這藥物居然是一瓶沒有標示、不知成分、不明來源的中藥膏。

被西醫斷定無藥可救的我，居然被不知名的中藥膏給救了回來，這一機緣，開啟了我對中醫與另類醫學的高度興趣。當我考上大學之後，第一件事情，就是參加學校的針灸社（後來改名為傳統醫學研究社），雖然我主修的是復健科，但我對中藥和針灸的興趣卻更濃厚。大一時，同學下課後忙著逛街、唱ＫＴＶ、交女朋友、兼家教，而我則是關在宿舍裡，鑽研針灸古書，全身扎滿了針。半年之後，有一天，我用一根針，治好了我的胃潰瘍，從此不再復發。這件事情，把我對針灸的態度，從興趣轉變為狂熱。我幾乎像海綿一樣，大量而且快速的吸收中醫與針灸的知識。接著被推選為社長、辦講座、到醫院見習、帶隊義診。在大學時代和服役階段，因為累積豐富義診經驗，我的針術大幅進步，很快就達到扎針不痛的境界，而且透過針，可以得知病人的穴位感受和體質虛實。

退伍之後，我在榮總工作了一年。在那一年內，我人在台灣，考上美國的治療師執照，並借了一台攝影機，拍下講英文的自我介紹，居然應徵到一份美國的工作，於是，我就拎著兩只皮箱，飛到佛羅里達州擔任復健治療師。

與自然醫學奇遇

初到美國時，因為空氣比較好，環境乾淨，我的鼻子過敏幾乎不藥而癒。但是，好景不常，我跟著美國人一樣喝牛乳、可樂，吃乳酪、披薩、漢堡、薯條、雞塊、蛋糕等，沒幾個月之後，身體又覺得不對勁。兩、三年後，每到春天，我就會有「花粉熱」，眼睛發癢、打噴嚏、流鼻水、鼻塞，很不舒服，過敏的情況跟小時候相比，實在有過之而無不及。所幸，這時的我，已經知道如何使用針灸讓自己好過一些。

在西雅圖的復健中心工作時，有一天，在閒聊中，我的助手珍娜（Jana）提到她曾在一家「自然醫學診所」擔任醫師助理。我當時知道有西醫、中醫，我聽過Chiropractics，但我從來沒聽過自然醫學（Naturopathic Medicine），很好奇問她這是什麼專業。她對我說：「自然醫學醫師在華盛頓州是合法的醫師，治病盡可能不使用西藥，而是使用天然的藥物或是方法，治病的效果很好，而且沒有副作用。」她之前服務的診所生意很好，掛號要排上兩、三個月，才能看得到醫師。而且，全世界最好的自然醫學院就在西雅圖。我一聽大感興趣，自然醫學和我的志向完全符合，於是開始做調查，發現珍娜所說果然不假，自然醫學不但有正統的醫學院課程可以念，畢業後也可以考醫師執照，而且頂尖的巴斯帝爾大學（Bastyr University）就在我家附近，開車只要半個小時。這時，我終於理解為什麼上帝要我從佛羅里達搬到西雅圖來。於是，我不浪費時間，把全職工作轉成兼差工作，立刻到華盛頓大學補修學分、申請、甄試。一年之後，順利進入巴斯帝爾大學就讀。再過四年，順利拿到學位，考取執照，並開始在西雅圖行醫。（美國的醫學院屬於學士後醫學系，醫預科四年再加學士後四年，總共八年，和台灣、日本的七年制醫科有所不同。）

久病成良醫、發展出獨到療法

在美國念醫學院的那幾年，由於課業繁重、睡眠不足、長期壓力，缺乏運動以及西雅圖寒冷的天氣，導致我很多次氣喘發作。只不過今日的我已不是當年那個完全無助的小男孩。這些氣喘發作，正好讓我將所學的自然醫學天然藥物，加上中藥、針灸派上用場。每次一發作，我就很慶幸可以把自己當白老鼠來「實驗」。所以雖然生病很不舒服，但我很珍惜每一次生病的機會，來嘗試到底哪一種療法有效。不久之後，我就可以在半個小時以內，讓氣喘急性發作恢復正常。我知道用何種手法、扎哪一個穴位，或是口嚼C黃酮和槲黃素就可舒緩，如果真的有必要時，就為自己熬一壺中藥湯。這湯藥很神奇，在熬煮的時候，我單單掀開鍋蓋，聞兩、三分鐘藥味，就會舒服許多，再扎上一針，治癒率幾乎是百分之百，保證一夜好眠。

我在西雅圖的診所，除了因車禍產生痠痛的病人外，以氣喘和過敏患者為最多。每當氣喘急性發作的病患一來，整個診間都可以聽到急促的喘息聲，但經過針灸之後，大約三十分鐘，喘息聲都不見了，變成了打呼聲，因為他們已經舒服到睡著了。由於久病成良醫，再加上自己的體會與所學，我對於自己得過的病都有獨到的見解，例如我對治療氣喘很有把握，除非是老菸槍或是西藥吃太多，否則大多數病患都可痊癒。總之，越乾淨的肺，治療效果越好。

用對方法斷過敏

雖然我已經醫好自己的各種過敏，但每當我吃到不乾淨或是有問題的食物時，我還是會有一些症狀。這些症狀非常微小，而且來得快、去得也快。例如我吃到半塊炸排骨，胸口會微微發癢，但五分鐘以後就會恢復正常，我就會知道，這塊炸排骨的炸油有問題，很可能是過度氧化了。二〇〇九年六月，台灣消保官查出來，很多速食店的油鍋沒有天天換油，酸價過高，我根本不用酸價試紙，靠身體的反應就知道了。

我發現有過敏體質的人、身體容易發炎的人，最好不要碰氧化的食物（例如炸排骨、炸雞塊、鹽酥雞、臭豆腐、薯條、洋芋片、餅乾、肉鬆、油條、甜甜圈……等等），因為裡頭有太多自由基，一旦吃了，就會損傷細胞膜，讓自己身體的過敏（發炎狀況）惡化。其他如氫化油、農藥等污染過的食物也同樣會讓過敏惡化。

我為什麼要寫這本書？

很多人好奇我為何要念三種醫學，考上五張醫療證照（而且都是正統的證照）。其實，目的不是為了賺錢、也不是因為我喜歡念書，而是我要拯救自己和家人遠離病痛。在西醫學找不到答案，只好到中醫學裡找，中醫還不夠，當然有機會就到自然醫學裡找，自然而然，就累積了好幾張證照。藉由西醫、中醫、自然醫學的正統教育，我終於認清過敏的真實面目。而且，在各種醫學當中擷取精華，知道如何用無害、天然、有效的療法把過敏根治；也知道過敏體質患者在治癒之後，日常生活的食、衣、住、行、育、樂要如何保養、如何預防復發。

我把自己的「不治之症」治癒了，從「無期徒刑」當中解放出來，回到自由無病之身，我第一個想到的，就是要幫助周遭有同樣病痛的人脫離苦海。所以，我醫學院畢業後，在美國看診、在台灣諮詢，但這種一對一的方法，效率還是太低，幫助的人太少。於是我上廣播、演講、寫書，目的就是要用最有效率的方式，把正確的健康知識傳播出去，才能幫助最多的人。

我深深了解過敏與氣喘所帶來的痛苦，這是我為什麼要寫這本書的根本動機。我有把握，只要按照我的方法徹底執行，絕大多數的過敏都可以根治。除非動機不強、敷衍應付，那就另當別論了。

願每個人都能得到最大幫助

從一罐神奇的中藥膏到全套的自然醫學完整訓練，我知道中醫與自然醫學是我一輩子的使命。西醫不是不好，對於急救與外科，它有絕對的優勢，但是對於慢性病，它有很大的侷限，大部分的慢性病西醫是不能根治的。所以，當你聽到醫生說某某病不能根治，你也不要太大驚小怪，因為我從小就聽慣了。而當我說，其實某某病可以治好，一輩子不會復發，你也不要太訝異，因為我這些年來就在專攻這個方向，如今，治好的疑難雜症，也差不多可以裝一卡車了。

沒有一種醫學是十全十美的。西醫不足的地方，可以靠中醫和自然醫學來彌補，相反的，自然醫學也不是萬能，在緊要關頭，我也會建議病人吃西藥或開刀。事實上，我的華盛頓州自然醫學醫師執照允許我開人工西藥給病人吃，但是，執業至今，我還沒有開過半顆西藥。因為，用天然藥物或天然的方法就可以把病治好，為什麼要用有副作用、甚至有傷害性的人工藥物呢？

言歸正傳，回到過敏如何根治。我從各種醫學的學術理論，以及臨床實務的領悟當中，發展出一套截長補短、溫和有效、有獨特見解的整合療法。由於整合了各種療法，所以似乎可以看到每一種醫學的痕跡，但又不能看到每一種醫學的全貌。例如，在本書中，讀者幾乎看不到一般西醫治療過敏的方法，甚至對過敏形成的解釋也不一樣，因為我覺得那些療法不必納入。從中醫的角度來看這本書，也會發現視野完全不同。學過自然醫學的人來看這本書，也會有很多啟發，因為許多內容是我親身體驗或研發出來的。

子曰，「盡信書，不如無書。」我們不要盡信任何一種醫學，每一種醫學都有它的優缺點以及盲點。對於一個醫者而言，最好的老師不是教科書、不是醫學院的教授，而是病人。從病人身上得到的反應，才是最真實的。如果醫學院教科書上面所說的，和病人所呈現的不同，你會相信哪一個？我選擇後者。

簡單說，這本書，不是從書堆當中剪貼堆砌出來的，而是生命與血淚所累積起來的。人類戰勝疾病的希望，在「整合醫學」裡，不在「單一醫學」裡。自然療法的真實性，在本書中，得以完全發揮。

貫徹我的整合療法十餘年來，困擾我三十幾年的過敏與其他病症全部給治好了，而且我也每天身體力行，從日常生活中，落實正確的飲食、營養、環境、運動、作息、紓壓概念。改變過去的錯誤習慣，做正確的事情，就能徹徹底底跟過敏說再見！

想知道，當過敏發作時，如何用最迅速的方法，緩解過敏症狀嗎？

想知道，如何用最天然的療法，不吃西藥、不開刀，將惱人的過敏徹底根治嗎？

不管你是為了拯救自己、或是為了幫助家人，不管現在是否飽受過敏的折磨，或是為了預防過敏再度發作，相信這本書，一定對你及你的家人都有最大的幫助。根治過敏，指日可期。

第一章
我有過敏嗎？

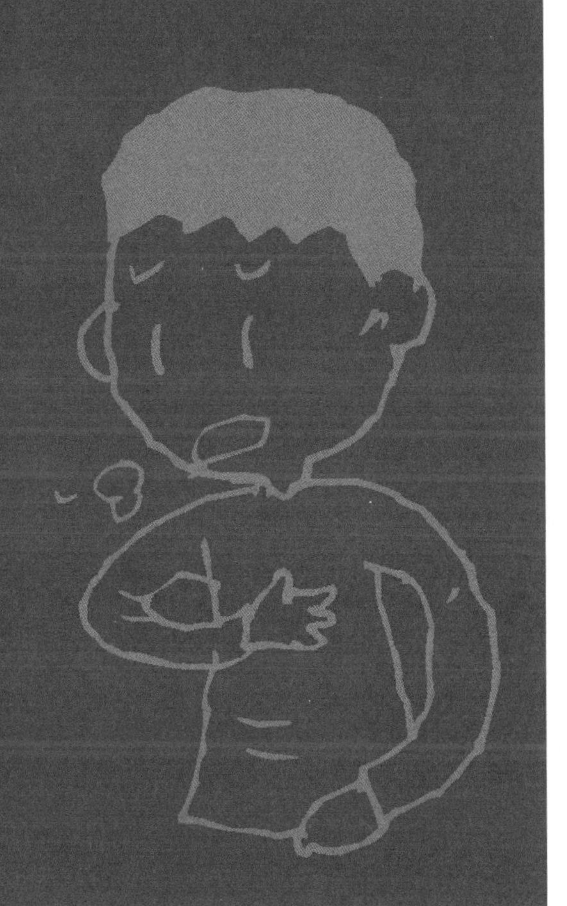

早上一起床，就打噴嚏、流鼻水，當你有這些問題時，你會先想到什麼呢？是生病了？還是過敏了？在阿公阿嬤的年代，旁人可能會關心地問上一句：「你是不是感冒了？」但是，現在的問法是：「你是不是過敏了？」因為，現代有高達八〇%的人過敏，許多常見的症狀，可能都和過敏有關，例如：肚子痛、咳嗽、關節痛，甚至失眠。所以當你出現這些症狀時，應該要先想一想：「我是不是過敏了？」

我過敏了嗎？

打噴嚏、流鼻水、皮膚癢才叫過敏嗎？你有沒有想過你的注意力不集中、長期疲倦、肚子不舒服、睡不好、黑眼圈、頭痛，甚至憂鬱都有可能是慢性過敏所引起的身體反應！先不要急著否認：「這怎麼可能?!」請先來做做下頁的檢測，看看你的過敏指數到底有多高？

你得幾分呢？做完下面這個問卷，你有沒有嚇了一跳呢？如果你真的很幸運，沒有下列的身體小毛病，那真的要恭喜你，你是極少數沒有過敏的幸運

過敏症狀指數調查表

你是否有以下症狀	出現頻率		
1. 早上起來或平時會打噴嚏、流鼻水？	□A不曾	□B偶爾	□C經常
2. 平時容易鼻塞，有時甚至會用嘴巴代替鼻子呼吸？	□A不曾	□B偶爾	□C經常
3. 呼吸時，鼻子裡有鼻涕的聲音？	□A不曾	□B偶爾	□C經常
4. 常常鼻涕倒流到咽喉？	□A不曾	□B偶爾	□C經常
5. 曾被診斷為鼻竇炎、過敏性鼻炎？	□A不曾		□C曾經
6. 眼睛會發癢或常淚眼汪汪？	□A不曾	□B偶爾	□C經常
7. 有黑眼圈或眼眶下緣發紅？	□A不曾	□B偶爾	□C經常
8. 有時耳朵悶悶的、脹痛、聽力減退，或是小孩常常用手指挖耳朵或說耳朵不舒服？	□A不曾	□B偶爾	□C經常
9. 曾被診斷為中耳炎？	□A不曾		□C曾經
10. 偶爾會頭痛？	□A不曾	□B偶爾	□C經常
11. 皮膚會發癢或乾燥？	□A不曾	□B偶爾	□C經常
12. 皮膚起疹子？	□A不曾	□B偶爾	□C經常
13. 曾經被醫生診斷為異位性皮膚炎、蕁麻疹、濕疹、牛皮癬？	□A不曾		□C曾經
14. 被蚊蟲叮咬後，沒有在兩天內消退？	□A不曾	□B偶爾	□C經常
15. 常會肚子痛、肚子悶悶脹脹，或消化不良？	□A不曾	□B偶爾	□C經常
16. 很容易拉肚子或大便不成型？	□A不曾	□B偶爾	□C經常
17. 兩天以上才排便一次？	□A不曾	□B偶爾	□C經常
18. 曾被診斷為克隆氏病或結腸炎？	□A不曾		□C曾經

19. 經常感到喉嚨不舒服？	☐A不曾	☐B偶爾	☐C經常
20.一年感冒三次以上（含三次）？	☐A不曾	☐B偶爾	☐C經常
21. 呼吸時胸背部裡面有聲音？	☐A不曾	☐B偶爾	☐C經常
22. 曾被診斷為氣喘？	☐A不曾		☐C曾經
23. 常常咳嗽、日久不癒？	☐A不曾	☐B偶爾	☐C經常
24. 經常感到疲倦，或懶洋洋、一副有氣沒力的樣子？	☐A不曾	☐B偶爾	☐C經常
25. 成年人注意力不集中，或小孩上課不專心？	☐A不曾	☐B偶爾	☐C經常
26. 記憶力不好？	☐A不曾	☐B偶爾	☐C經常
27. 沒有蛀牙，但卻有口臭？	☐A不曾	☐B偶爾	☐C經常
28. 睡醒還是很累，睡眠質或量不好？	☐A不曾	☐B偶爾	☐C經常
29. 有失眠的問題，難以入睡或半夜容易醒來？	☐A不曾	☐B偶爾	☐C經常
30.有時會感到心情焦慮或憂鬱？	☐A不曾	☐B偶爾	☐C經常

計分方法：A 為 0 分，B 為 1 分，C 為 2 分

我的得分：＿＿＿＿＿＿＿＿

（這就是你的過敏症狀指數）

檢測結果：

0～6分　可能沒有慢性食物過敏

7～15分　可能有輕微慢性食物過敏

16～30分　可能有中度慢性食物過敏

31～60分　可能有嚴重慢性食物過敏

兒。如果你驚訝發現「啊！原來我也有過敏！」請不要太難過，因為大多數的人都和你一樣，有慢性食物過敏而不自知。

大部分人對於過敏的認知，都放在急性過敏上，而忽略了慢性過敏的殺傷力。通常西醫關注的也是急性的過敏反應，所以有些人在醫院的抽血檢測（關於過敏檢測，詳見第二章），常常測不出過敏反應，也找不到過敏原。而慢性過敏因為不容易被發現、自覺，所以當人

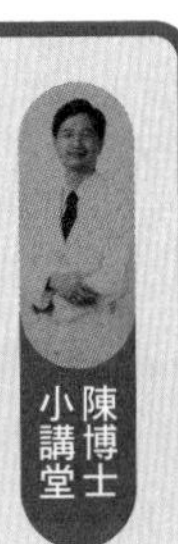

為什麼一般醫院或診所測不出慢性食物過敏？

目前醫院常見的過敏檢測，所檢測的是IgE（急性）免疫球蛋白，但是慢性食物過敏卻是反應在IgG（慢性）免疫球蛋白上。IgG的檢測目前在台灣仍然非常不普遍，因此大部分人都不知道自己對哪些食物有慢性的過敏反應。由於技術尚未普及，目前靠抽血檢測IgG慢性食物過敏，需要花上台幣八千元，是一筆不小的費用。我在第二章會介紹其他的檢測方法，有一種更加準確的抽血檢驗，但費用更高。還有一種「花力不花錢」的方法，準確度也是很高，但比較麻煩，需要花上時間和心力，讀者不妨根據自己的需求參考看看。

偶有不舒服，卻又達不到主流醫學的「生病」標準時，通常不會立即聯想到過敏的可能。

根據王桂良醫師針對三〇一九位案例的分析，台灣成人罹患慢性食物過敏，所表現出來的症狀排行榜分別是：六八%的人常感覺疲倦，五八%的人有腹瀉、腹脹、便秘的問題，五一%的人會頭痛與偏頭痛，四九%的人會眼睛發癢、流淚，四五%的人感冒頻繁、喉嚨痛，四三%的人有失眠現象，四〇%的人起疹子、皮膚癢，三七%的人會肌肉痠痛，三六%的人會焦慮、憂傷，以及三六%的人有鼻竇炎。

若發生在兒童身上，則有六一%罹患鼻竇炎，五二%會喉嚨痛、常感冒，四三%有黑眼圈，三九%會頭痛，三九%會皮膚癢、起疹子，三七%會腹瀉、便秘，三〇%感到疲倦，二八%有異位性皮膚炎，二五%會流眼淚，以及二四%有學習無法專心的問題。

如果你有過敏、而且你已經知道了，那麼請不要小看「過敏」這個毛病，因為這代表你的身體正在「慢性發炎」，如果不處理，那麼你的身體將一天比一天混亂與衰敗，進而演變成自體免疫疾病，最後將導致退化性疾病，甚至死亡

（也許速度很慢，但也有可能很快），要看每個人的生活習慣和飲食內容而定。

所以，到現在才發現自己有過敏的人，請好好認真閱讀本書。本書累積了相當豐富的「實戰」經驗，可以逆轉過敏的惡化，幫你重拾身體健康！

八〇％的現代人都已過敏！

根據林口長庚醫院的調查，台灣地區各類過敏患者近年來成長幅度驚人：台北市小學一年級氣喘兒的比例從一九七四年的一．三％增加到二〇〇二年的一九％，二十八年來成長了十五倍；有些住在工業區的孩子，可能更為嚴重。至於有鼻子過敏的小朋友，則從一九八四年的七．八％快速增長到一九九四年的三三．五％，十年間成長了四．三倍。反觀美國，一九〇九年的時候，只有〇．五％的人有氣喘，到一九九四年有八％的人有氣喘，花了近七十幾年的時間，才成長二十倍，可見台灣的生活型態（環境污染、飲食習慣、作息混亂、壓力過大、運動缺乏）一定出現了很嚴重的問題，才會造成過敏相關疾病越來越嚴重。

根據醫院統計，台灣地區受氣喘、過敏性鼻炎、異位性皮膚炎所困擾的民眾約有三分之一多，也就是每三人之中，就有一人有過敏現象。由於這是總平均值，表示在台北、台中、高雄大都會所占的比例更高。而且，這些只是「確診」的過敏人口數，那麼，還沒去看醫生，或是不知自己已經過敏的隱藏患者又有多少呢？

根據美國數以千計的自然醫學臨床醫師研判，有慢性食物過敏的人口，可能多達八〇％。根據二〇〇三年王桂良醫師對三〇一九位台灣人的檢測統計，台灣慢性食物過敏人口比例已高達七八％。若有過敏症狀的人去做檢測，比例甚至高達一〇〇％。

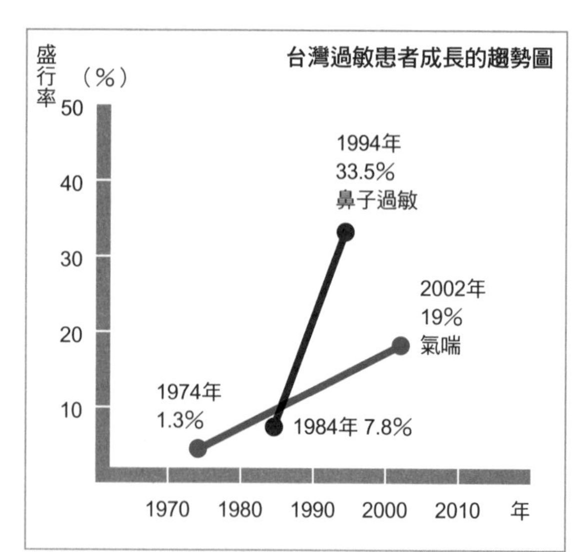

可見大多數的人都以為只有那些外表看起來有過敏症狀，例如：打噴嚏、流

鼻水，或是皮膚起疹子、甚至氣喘的人，才是過敏的人，其實都忽略了自己早已是過敏的受害者，過敏大軍早已如排山倒海的態勢來襲了！只不過「慢性食物過敏」隱藏在腸胃道裡面，症狀會延遲發作、甚至被壓抑住，所以很不容易被發現！

這樣的結果是不是很讓人訝異呢？這是真的，現代化國家的過敏人口，已經

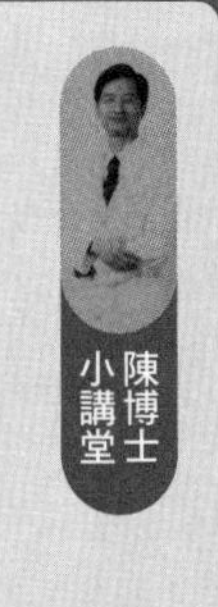

陳博士小講堂

什麼是慢性食物過敏？

在介紹慢性食物過敏前，我們先來了解一下，為什麼我常說腸胃道是人體最大的免疫器官？由於腸胃道是人體吸收營養、補充能量的主要器官，所以如果沒有強大的「防禦」能力，我們很容易因為「吃」而危害身體。因此，我們的腸胃道，除了胃裡面有胃酸，可以把吃進肚子的病菌殺死之外，在小腸的腸壁細胞裡也布滿了免疫系統，隨時偵測食物中是否含有細菌或異物。這些免疫系統就是一團又一團的派耳氏團塊（Peyer's Patches），也就是淋巴球或白血球聚集之處。由於派耳氏團塊實

在太密集，裡面集合了為數眾多的淋巴球，堪稱所有器官之最，所以，腸胃道足以號稱為人體最大的免疫器官。這些派耳氏團塊的存在雖是好事，但卻也因為富含淋巴球，導致我們很容易產生過敏。一旦我們吃進食物過敏原，而這些過敏原經過腸胃道時，就會引起派耳氏團塊裡頭的淋巴球大規模的過敏反應，但由於食物過敏多半是屬於延遲反應，幾天後才出現症狀；有了症狀又常被壓抑型T細胞壓抑了，因此，大部分的人並不認為自己有食物過敏。

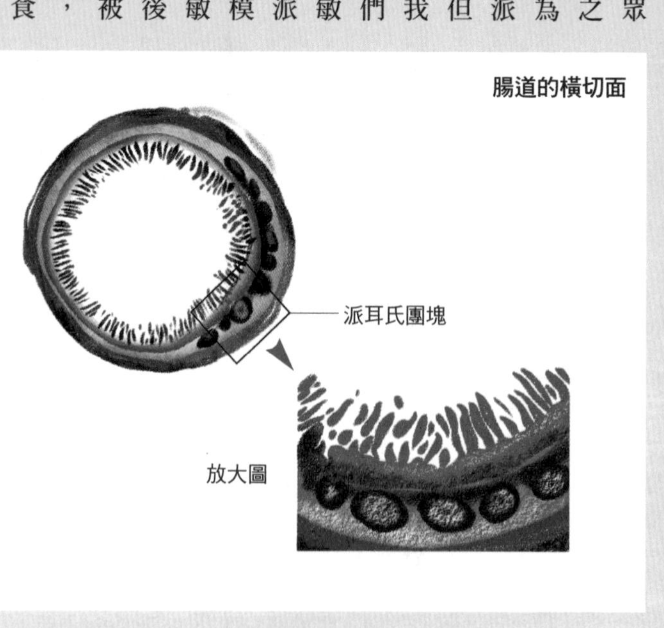

到達人類歷史的高峰（八〇％），但大多數人卻不自知。不知自己有過敏的人最大的風險是：你將讓自己陷入長期的病理困擾中。如果不想辦法改善，病情會越來越複雜與嚴重，最後治療起來，就越來越困難了！欲知後果嚴重性，詳見第五十五頁「自體免疫」說明。

過敏疾病有哪些？

一般人常說的「過敏」，其實是很籠統的稱呼。過敏會因發生部位的不同，以及症狀的差異，在臨床上，有不同的病名。例如：過敏經常會發生在腸胃道、皮膚、鼻子、眼睛，以及肺臟這些器官。如果發生在皮膚，就有可能是：異位性皮膚炎、蕁麻疹、濕疹、牛皮癬；發生在鼻子的就是過敏性鼻炎、鼻竇炎；發生在眼睛的是過敏性結膜炎；發生在耳朵，就是過敏性中耳炎；發生在肺臟的是氣喘。至於腸胃道的過敏，則是食物過敏，會引起腸胃不適的種種症狀（如：腹脹、腹痛、腹瀉、便秘）。這些症狀有可能在吃下該食物的當下立刻發生（屬於急性過敏），也有可能延遲了二～三天之久才發生（屬於慢性過敏）。

早在一九四〇年代，美國的藍道夫醫師（Theron Randolph, MD）就發現食物過敏有延遲反應的現象，而且證實與臨床上許多疾病有關連。根據美國臨床醫師統計，高達八十種醫學上常見的疾病或症狀都與食物過敏有關。例如：過敏反應發生在頭皮上的血管會引起偏頭痛；發生在關節，則引起關節痠痛或是僵硬；發生在循環較差的中耳，則引起慢性中耳炎；發生在胰臟，可引起第一型糖尿病；發生在供應大腦內部的血管，則可引起憂鬱症、慢性疲勞、頭暈、注意力不集中、思考模糊、記憶力減退、情緒起伏、學習障礙、過動。慢性食物過敏甚至還會使下列疾病惡化：自閉症、腦性麻痺、癲癇與多發性硬化。

要知道，若忽略慢性過敏的嚴重性，會導致自己身體一天不如一天而不自知，像是我們常吃的麵條、天天喝的牛奶，吃了、喝了，會讓某些人產生疲倦、頭痛、鼻塞、咳痰等等問題，但這些症狀卻又常在幾小時，甚至兩、三天後才發作，因此發作時你很難聯想到是幾天前吃麵條或牛奶所引起的，所以你就會繼續吃這些東西，而身體的不適症狀也將持續著。慢慢的，你會發現，這些症狀就變得不明顯，你也就更不會知道身體不舒服的原因在哪裡。長久下來，很有可能就得到了腸漏症（見第一五三頁），不但不能好好吸收食物的營養，還會因為這些過敏原從腸子漏到血管中，引發許多過敏症狀。

除此之外，還有人會因為過敏而引起高血壓、心悸、乏力等症狀，主要原因在於：過敏對身體而言都是一種未預期的壓力，所以不管你的過敏是發生在身體哪一部位，都會引發一些身體或心理上的不適感。

要判斷自己是哪一種過敏，最簡單的方式當然是找醫生診斷，但是第四十八頁這個簡易的身體症狀對照表，也可以讓讀者自行先判斷看看，自己到底屬於哪一種過敏疾病。

如果你有第四十八頁表格左側的身體反應，那麼你可能就有右側該類的過敏疾病。

另外，過敏疾病也會引起身體一系列的間接反應，如第四十九頁表格。

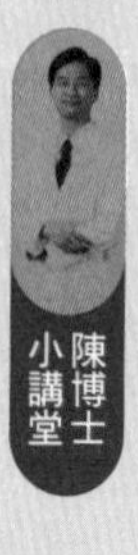

台灣人最容易對哪些食物過敏？

通常會對哪些食物過敏，可能和各民族的飲食習慣、基因遺傳有關，而且每個人的狀況和嚴重程度也都不相同。曾有學者研究，亞洲人對乳製品的過敏最嚴重。其實，根據不同國家、不同檢驗單位的統計發現，乳製品都是十大慢性食物過敏原的第一名。

二〇〇三年，台灣安法診所的王桂良院長統計七六六人的檢驗報告發現，台灣人的十大過敏原依序為：乳製品、雞蛋、小麥麩質、玉米、芝麻、蘑菇、大蒜、鳳梨、花生、黃豆。二〇〇六年，台灣瀚仕功能醫學研究所的歐忠儒所長統計六三三人的檢驗報告發現，台灣人的十大過敏原依序為：牛奶、蛋、小麥、黃豆、花生及堅果類、玉米、魚和甲殼類海產、鳳梨、酵母、葡萄柚。如下表所示。

有人會覺得奇怪，為什麼兩個單位的統計名次會有差異？其實這是屬於合理的範圍，因為兩個單位所收集到的樣本族群不一樣，而檢驗的機構也不同。在此，我同時公開兩個排行榜的目的，是要讓讀者知道，這兩個排行榜總共十三種食物都是容易產生慢性食物過敏的食物。在實施低敏飲食的時候，可以考慮這兩個名單，避開可疑的食物，三週不吃，就有可能降低過敏症狀。

從兩個排行榜當中，我們可以看出來，牛乳、蛋、小麥都是排行榜的前三名，而且不只台灣如此，美國的統計報告也是這樣。所以，我們幾乎可以歸納，這三種食物最容易引起人類的慢性食物過敏。常有人問我，如果檢查出來對某些食物過敏，是不是一輩子都會對它們過敏呢？其實未必。我們要知道，越常吃的食物越容易引起過敏，如果一陣子不碰過敏食物，加上用本書的方法將過敏體質調理好，可能幾年之後，檢驗報告會有所變化，甚至有些嚴重過敏原會降到輕度，有些輕度會降到正常。

台灣十大慢性食物過敏原排行榜(一)

第一名	乳製品
第二名	雞蛋
第三名	小麥麩質
第四名	玉米
第五名	芝麻
第六名	蘑菇
第七名	大蒜
第八名	鳳梨
第九名	花生
第十名	黃豆

（資料來源：2003年王桂良統計766人）

台灣十大慢性食物過敏原排行榜(二)

第一名	牛奶
第二名	蛋
第三名	小麥
第四名	黃豆
第五名	花生及堅果類
第六名	玉米
第七名	魚和甲殼類海產
第八名	鳳梨
第九名	酵母
第十名	葡萄柚

（資料來源：2006年歐忠儒統計633人）

過敏種類與身體症狀對照表

症狀	病名
皮膚發癢、起紅疹、塊狀突起、紅點、結痂、流膿、起水泡	異位性皮膚炎 蕁麻疹 濕疹 牛皮癬
眼睛發癢（很想揉眼睛）、眼皮腫脹感、眼袋、眼眶下發黑、淚水汪汪、眼白部分有血絲、怕光、灼熱感、砂粒感	過敏性結膜炎
鼻子發癢、流鼻水、鼻涕倒流入咽喉、噴嚏連連、鼻塞、講話有鼻音、嗅覺減退	過敏性鼻炎
耳朵裡面有塞住感、聽不清楚、耳朵裡面不舒服甚至會痛	過敏性中耳炎
咽喉發癢、胸前（氣管處）發癢、胸悶、咳嗽、咳痰、呼吸短促、呼吸時有異聲在胸腔裡、稍微運動就會很喘	氣喘
食慾下降或是增加、飽脹感、腹脹、打嗝、常放屁、噁心、吐酸水、腹痛、腹瀉、便秘、肛門痛、消化不良、吸收不良	腸道過敏

過敏引起的身體不適間接反應	
神經系統	疲倦、乏力、失眠、睡眠不足、注意力不集中、嗜睡、昏沉、記憶力減退、思路不清楚、頭痛、偏頭痛、過動、易怒、焦慮、憂鬱、沮喪、恐慌、社會退縮、自信心減退、幼兒自閉症、過動兒
五官部	口腔黏膜潰爛（鵝口瘡）、咽喉炎、牙齦腫脹、口臭、口中有異樣感覺、常常感冒、內耳塞住的感覺、聽力減退、耳鳴、耳痛、中耳反覆發炎、青春痘
肌肉骨骼	肌肉痠痛、肌肉無力、肌肉緊繃、腰痠背痛、關節痠痛、關節腫脹、關節僵硬
泌尿部	頻尿、小兒尿床、夜晚頻尿、痛經、經期不規律、經期症候群、陰部發癢、反覆泌尿道感染
心血管	高血壓、心悸、全身性水腫、心絞痛、心律不整、低血壓
其他	飯後症狀惡化、睡飽後體力依然沒有恢復、身體有種不舒適感、感覺像感冒卻又沒感冒、飯後覺得非常疲倦或是發冷、體重過重或過輕

有些患者會發現，一樣的食物會因烹調方法的不同而導致輕重不一的症狀。最常見、最容易懂的例子，就是吃油炸物了。有過敏體質的人，只要吃了炸排骨、炸雞腿、炸茄子、炸蝦等一切經高溫烹調、導致油質氧化的食物，就容易誘發過敏反應，這是因為食材氧化後的自由基，會使體內發炎反應惡化，而過敏本身就是一種發炎現象。

另外，有一個很特殊的現象，就是晚餐比早餐或中餐更容易誘發過敏反應。這是因為人體內的「天然類固醇」濃度在晚上最低，所以最容易導致過敏反應失控，有關這點的機制與預防，請參考第一八三頁詳細說明。

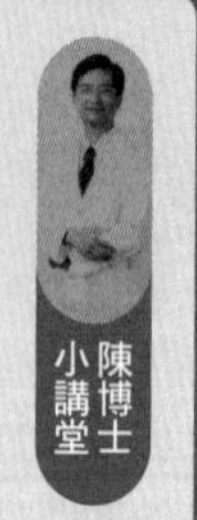

什麼叫做飯後症狀（Postprandial Syndrome）？

由於過敏常常是由食物引起，所以很多人的過敏症狀都是在吃完食物後被誘發或是惡化。藉此，患者自己慢慢會清楚原來是哪一些食物引發過敏，然後在飲食中盡量避開。不過，由於這種飯後症狀，只能代表急性過敏的食物，容易讓人忽視慢性過敏食物的潛在危險，因為，慢性食物過敏的反應，往往都在吃下食物後的數小時甚至數天後才發生，讓人難以聯想到底是什麼食物引起。

各種過敏會相互轉換

大家都知道過敏體質，基因遺傳是一個重要因素，所以父母親有過敏體質的話，他們生下來的小孩比較會過敏。但是，有一個現象值得大家關注一下，那就是同一個家庭裡面，可能媽媽是因為食物過敏引發偏頭痛，而姐姐則是出現皮膚過敏，如濕疹，至於弟弟可能是氣喘，妹妹則是過敏性鼻炎。乍看之下，同樣的過敏體質（基因），卻在每個人身上產生了不同的症狀。這是為什麼呢？這是因為過敏雖然有不同疾病，但是這些細胞分子層面卻相當類似。也就是同樣一家人，雖有類似

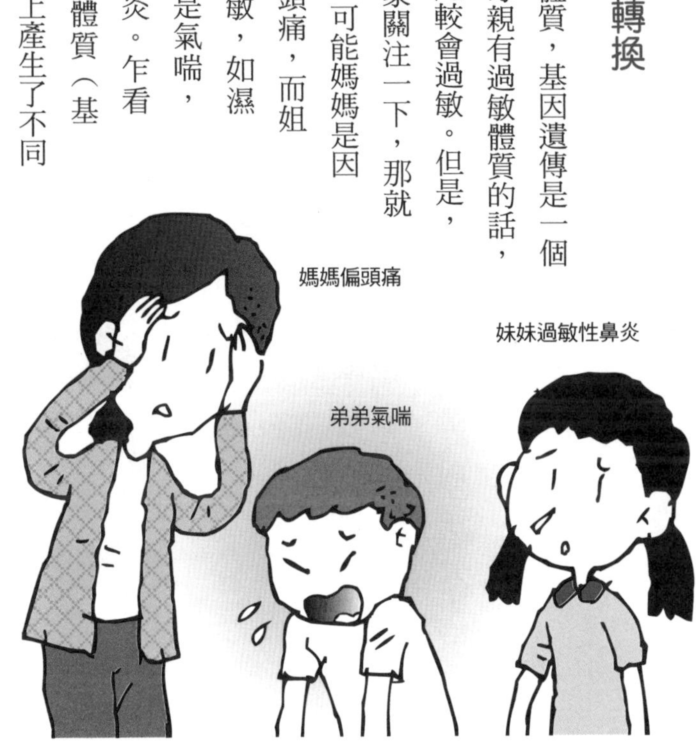

同一個家庭表現不同的過敏症狀

甚至同樣的基因，但因每個人身體系統強弱不同、後天飲食、生活習慣不同，導致每個人的過敏表現在不同的部位。

這就是一種過敏轉換的情況，也就是同一個家庭的成員，可能會以不同的方式展現出過敏的症狀。但是還有一種情況是：同樣一個人也可能出現不同的過敏症狀。例如，一個人有可能最初是皮膚過敏，後來演變成鼻子過敏，最後又演變成氣喘。

這是歐美無數自然醫學醫師與同類療法醫師累積一百多年來的觀察結果。統計發現，過敏疾病通常由皮膚先表現出來，但若使用壓抑性的方法治療（例如：人工類固醇藥物），則皮膚過敏的情況會消失，但這不是治好，反而逼迫過敏症狀往身體內部發展，例如從鼻子表現出來，因而形成過敏性鼻炎，若再用壓抑性藥物（如抗組織胺、人工類固醇等），則過敏將再往身體更深層發展，例如跑到肺部支氣管，並以氣喘的形成表現出來。

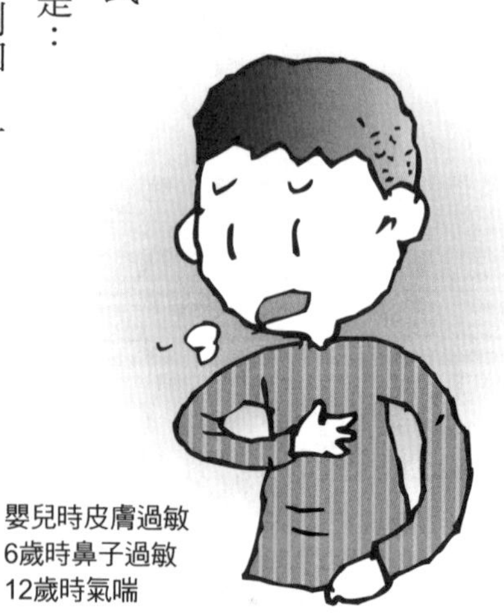
嬰兒時皮膚過敏
6歲時鼻子過敏
12歲時氣喘
同一個人表現不同過敏症狀

講簡單一點，人之所以會過敏，就是體內有一些不適合的東西想要以發炎的方式排出來，開始會從皮膚排，形成皮膚過敏，如果壓抑，就往內部排，形成鼻子過敏或中耳炎，如果再壓抑，就更往深層排，形成氣喘。

上述過敏疾病因為受到壓抑而由淺入深的演化過程，是歐美自然醫學界的一個寶貴發現（詳見本章最後的「疾病演化過程與好轉反應」），可惜大部分民眾與醫師並不清楚。目前主流醫界大多只能從臨床上發現，如果孩子的過敏在一歲以前發作，大部分會以皮膚症狀為主要的表現，例如異位性皮膚炎，而學齡兒童則以過敏性鼻炎為大部分的臨床表現，隨著年齡越來越大，接下來可能就會出現氣喘了。

皮膚
鼻、耳
肺

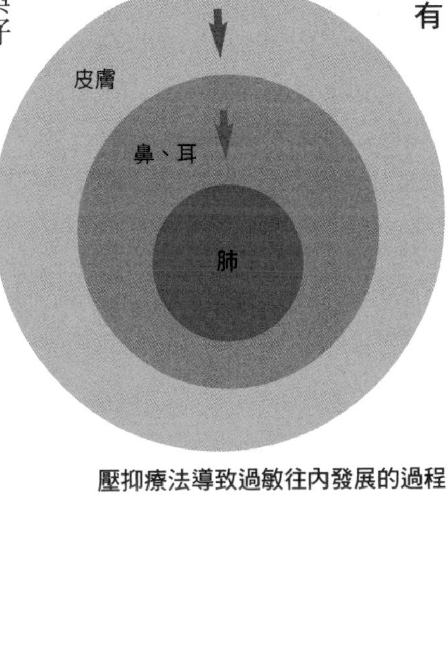

壓抑療法導致過敏往內發展的過程

雖然主流醫界已經觀察到和自然醫學界相同的「現象」，但是目前尚無合理的解釋。不過，這一點以自然醫學的學術來推論，加上觀察這些小孩子出生以後過敏的演變與服藥的紀錄，就可以看出端倪。

另外，還有一種情況是，當一個人的身體累積太多外來毒素後，他的過敏症狀也會相互轉換。例如，有些人可能鼻子過敏一陣子後，就出現比較嚴重的氣喘發作，此時他鼻子過敏的情況似乎已經好轉，但其實不然，只不過身體的免疫系統認為肺部比較危急，所以轉換戰場，帶領著免疫大軍去肺部作戰，導致氣喘嚴重，而其他地區（鼻子）則暫時撤兵。過一陣子，當氣喘情況好轉後（肺部戰場勝利），鼻子過敏現象又變得更嚴重了（免疫大軍又回來了）。

事實上，過敏症狀究竟會先從皮膚、鼻子還是肺部發作，沒人說得準，但我認為以台灣目前的污染（環境、食物、水）情況，大部分的人身體內可以說是處處布滿地雷，難保何時會發作。

為什麼我會特別強調過敏的轉換呢？因為這和根治過敏疾病有很大的關連。一旦我們釐清了過敏的來龍去脈之後，便可以從過敏的根處下手，而不會動不動就以類固醇、抗組織胺、抗生素等人工藥物，來擾亂身體的免疫系統。

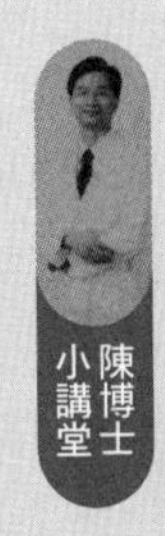

自然醫學的寶貴發現——疾病演化過程與好轉反應

人類的疾病，有一定的演變過程。一個人從健康，到小毛病，到生大病，最後死亡，其實都有一定的脈絡可循。這個模式如果歸納出來，就是以下的疾病演化「公式」。大部分疾病都可套用這個公式，過敏也不例外。

健康→干擾→急性發炎→慢性發炎→退化性疾病→死亡

當一個健康人吃到過敏原（干擾）時，他的身體就會出現不穩定狀態，會透過「急性發炎」來想辦法排出過敏原，但急性發炎如果沒處理好，例如環境裡很多塵蟎、很多毒素，或是吃了西藥來壓抑，導致發炎狀態從急性變成了慢性，這時身體可能就會長期出現濕疹或氣喘等「慢性發炎」疾病。如果再繼續使用西藥或是干擾持續存在，身體就可能演變成自體免疫疾病，例如僵直性脊椎炎（AS）、紅斑性狼瘡（SLE）、乾燥症（Sjogren's Syndrome）、類風濕性關節炎（RA）、白塞氏症（Behcet's Syndrome）等等。這一類的自體免疫疾病，西醫稱之為「退化性疾病」，為什麼稱為退化性疾病呢？因為根據統計，這些疾病只會越來越退化，很難復原。到了這個階段，西醫的療法只能持續用壓抑性藥物控制症狀（醫好已經幾乎不可能了），但持續使用壓抑性藥物的結果，卻只有加速走向死亡一途了。

上述疾病的演化過程，是採西藥醫治所產生的結果，但如果採用自然醫學的方法來治療，會怎樣呢？自然醫學會用各種方法，讓身體一步一步回復到先前的狀態，「逆轉」疾病的演變。也就是說，當你用對了天然藥物或療法時，疾病的症狀會往回走，換句話說，會回到疾病的上一個階段。例如退化性疾病會出現慢性發炎或急性發炎，深層的疾病會變成淺層的疾病。

我在美國的診所裡，醫治過許多鼻子過敏與氣喘的病人，不少人都出現了起疹子的好轉反應，這就是身體從慢性發炎回復到急性發炎的狀態，換個層面來看，身體是從皮膚排出體內過多的毒素，把戰場從深層移到淺層。這些毒素，有可能是過敏原，也有可能是環境或飲食的毒素。

我還觀察到一個非常重要的現象，那就是：**絕大多數患有自體免疫疾病的人，之前一定有過敏，而且先前的過敏一定沒有妥善處理，導致身體產生混淆，從對外來物過敏，演變成對自己的關節或皮膚黏膜產生過敏**。所以，如果自體免疫疾病的患者經過自然醫學的妥善治療，而有急性過敏的現象時，有時是疾病逆轉的好現象，不必過於擔心，這是俗稱的「好轉反應」。

好轉反應，又稱逆轉反應（Reverse Reaction），中醫稱之為瞑眩反應。不管是自然醫學醫師或是中醫師，常常在臨床上觀察到這個現象，但如果是常用西藥壓抑症狀的醫師，就比較不能理解這個現象。不少人吃到對症的中藥或營養品，會有這種現象，也就比較能體會。

臨床上，我遇到最麻煩的好轉反應，是一些異位性皮膚炎、蕁麻疹患者，因為他們長期擦拭類固醇藥物，不管他們現在還有沒有在擦，之前擦的類固醇，都還有少部分留在皮膚裡面，對該區域的皮膚產生不良的影響。我常謔稱擦過類固醇的皮膚是「假皮」，因為該區域皮膚對冷熱的反應和正常皮膚很不一樣，甚至顏色、厚度、質地、感覺都和真正的皮膚有很大的差別。

這些皮膚，要讓它們恢復到健康的皮膚，先決條件是一定要把皮內累積的類固醇排掉，否則怎能恢復正常呢？用對天然藥物的時候，常會加強「假皮」排毒，而造成之前「平靜」的假皮，又開始發紅、起疹子、起水泡，甚至流膿、流血，外表看起來好像過敏惡化了，好像把病人越醫越嚴重了！但實際上，這很可能就是好轉反應，身體把以前壓抑在裡面的毒素，快速的排出體外。

據統計，擦了一年的類固醇，至少要歷經一到兩個月的皮膚好轉反應，才能將該區域的皮膚毒素徹底排除，而這過程常常令人不忍、甚至難以忍受。最受不了的，常常不是病人自己，而是小病人的媽媽，而且因為不忍或是信心不足，有可能因此中斷治療。另外家屬、同學或鄰居的閒言閒語，也常造成負面困擾。所以，除了事先告知好轉反應的可能性之外，醫者也應該盡量在劑量上做調整，減緩體內排毒的強度，以及配合針灸、放血、拔罐的療法，來避免好轉反應的發生，讓痊癒過程能盡量順暢、舒適。

值得注意的是，好轉反應與病況惡化，有時看來相當類似，必須要由受過正規專業訓練、有經驗的自然醫學醫師來做判斷，不應由病患自行判斷，以免產生混淆，錯過治病良機。

第二章

檢測過敏方法大公開

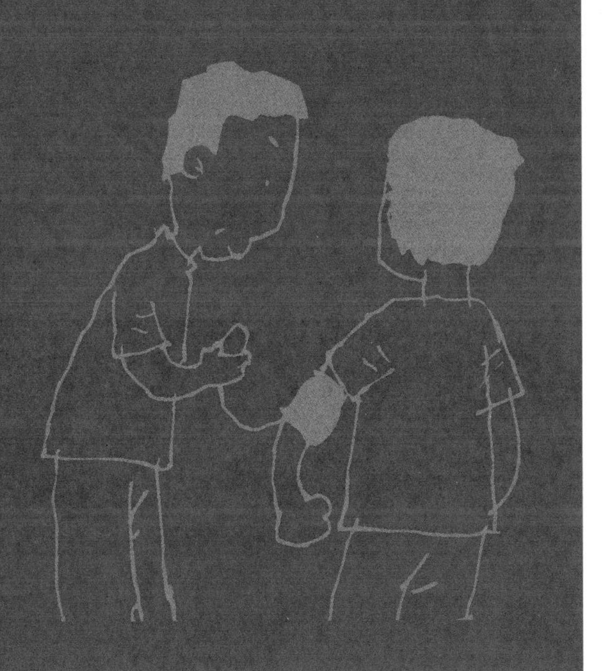

要知道自己是不是「過敏一族」，除了到醫院抽血外，還有其他方法嗎？查到了過敏原，就真的可以讓你對症下藥、遠離過敏嗎？有沒有你不知道的漏網之魚呢？又有哪些方法可以不用抽血、扎針，就可以讓你自我檢測出自己到底有沒有過敏呢？

相信很多人都有這樣的經驗，明明知道自己有過敏，但是到醫院挨了針，抽血檢查後，醫生卻告訴你：「你的過敏指數一二五，沒有查到過敏原……」聽到這樣的說法，你會不會覺得很氣餒呢？心裡暗暗嘀咕：那我豈不是白挨針了！明明有過敏症狀，為什麼醫生查不出過敏原呢？難道注定要跟「過敏」糾纏一輩子嗎？事實上，檢測過敏的方法很多，而目前醫院所做的過敏原檢測，只能測出急性的IgE過敏反應，對於我在第一章所提到的「慢性食物過敏」是判斷不出來的。因此，為了徹底了解自己對什麼過敏，為什麼過敏，我建議讀者詳讀此章節，親身演練，才能知道如何徹底擺脫過敏！

第一節

家族基因檢測法

我們要了解自己容不容易過敏，最簡單的方式，就是看看自己的親戚。例如，媽媽、阿姨、外婆、舅舅都有過敏症狀，而爸爸那邊的親戚則沒有，就可以很清楚的知道，我的過敏基因遺傳自媽媽。通常，只要三親等以內的人有任一種過敏症狀（不包括姻親），那麼你很可能就有過敏的遺傳。

三親等親屬說明	
一親等	父、母、子、女
二親等	爺爺、奶奶、外公、外婆、孫子、孫女、兄、弟、姐、妹（不包括嫂嫂、弟媳、姊夫、妹夫）
三親等	叔、伯、姑、舅、姨（不包括嬸嬸、姑丈、舅媽、姨丈）

上表為三親等的親屬關係，通常親等越近，其基因的遺傳就越大。

從家族過敏史來推斷自己的過敏疾病，是很粗略的方式，你只能大概猜出，自己的過敏可能遺傳自哪方，而父母雙方都有過敏的人，其過敏的可能性也就相對提高了。不過，要特別補充說明的是，由於基因重組的變化很大，雖然是同一個父母，但也有可能你有過敏，而你的妹妹沒有。要知道，八〇

%的人類都有過敏基因，但因為程度的不同、身體總負擔的不同，所以症狀表現上也會有所不同。現在有很多人都將過敏怪罪於基因，這是不對的，阿公阿嬤以前的年代，為何過敏的人很少，一樣的基因傳到現代人，為何現代人的過敏就很普遍？要怪就要怪我們的飲食及生活習慣的錯誤改變。

早期症狀自覺法

一個人從健康到生病，都有一定的演變過程，過敏也不例外。因此，如果能在過敏初期就自我發現，即時給予正確的治療，並杜絕過敏原的話，相信就可以達到事半功倍的效果，也可以避免過敏疾病越演越烈，或由急性轉為慢性。

下表為各類過敏的早期症狀，請觀察自己是否有

各類過敏的早期症狀

早期症狀	可能的過敏疾病
皮膚發癢、紅點	皮膚過敏
眼睛發癢、眼皮腫脹感	過敏性結膜炎
鼻子發癢、流鼻水、鼻涕倒流入咽喉、鼻塞	過敏性鼻炎
咽喉發癢、胸前發癢、胸悶、咳嗽	氣喘
食慾下降、食慾大增、飽脹感、消化不良感	腸胃道過敏

下面這些症狀。如果有的話，就表示你可能已經過敏了，千萬不要放著不理。

第三節

常見過敏原檢測法

由於過敏原的檢測方法五花八門，本書只採用爭議最少，最富學理根據的四種做介紹，那就是：皮膚扎刺測試（Skin Prick Test）、ELISA抽血測試（ELISA Test）、白血球反應抽血測試（WBC Reaction Analysis）與低敏食物＋食物挑戰（Elimination Diet & Food Challenge）。

皮膚扎刺測試（Skin Prick Test）

皮膚扎刺測試是一般西醫最常用的過敏原測試方法。患者到診所或醫院時，醫師會在患者背上用針刺皮膚，並將少量的不同過敏原從針筒注入到患者皮下，靜待二十分鐘後看皮膚是否出現反應，如果有紅腫、凸起，就表示對該過敏原過敏。這種檢測方法，主要是測皮下組織裡的IgE抗體，通常對引起過敏性鼻炎、過敏性皮膚炎、氣喘等造成急性反應的過敏原較準確，常見的施測過敏原為塵蟎、花粉、灰塵、動物毛髮等，但對慢性食物過敏原的偵測度相當低，約一五%左右。

另外，由於皮膚扎刺測試有時會引起比較嚴重的過敏反應，因此很多醫療院所近幾年都改採抽血的方式，只要抽出三C.C.的血液，就可以用來檢測是否有常見的急性（IgE）過敏原抗體。

由於此種方法所測知的都是急性的過敏反應，實用性並不高。因為急性過敏的反應都比較激烈，所以幾乎不用檢測，患者自己也知道他大概對什麼東西過敏。

ELISA抽血測試（ELISA Test）

ELISA抽血測試（ELISA Test）是抽取患者靜脈血管裡的血液後，於七十二小時內送達檢驗室，檢驗師會將血液分別滴入不同的方格中，並與數十種不同過敏原混合，再由電腦分析出不同程度的過敏反應。

這種方法是偵測血液中IgE與IgG的抗體。IgE抗體是負責立即的過敏反應，IgG是負責延遲的過敏反應。因此，和皮膚扎刺測試相比，ELISA抽血測試這種方法除了可以測出IgE（立即反應）外，還可偵測IgG（延遲反應），目前被廣泛用在慢性食物過敏檢測上。不過缺點是，這種抽血檢測，需要花上一筆錢，好處是可以一次看出你對九十六種食物是否有過敏，以及嚴重程度。

白血球反應抽血測試

這是我在二〇〇九年八月，到美國參加自然醫學醫師年會時，才確定的一種最新的食物過敏檢測法。據統計，這個測試比前述的IgE、IgG更加準確，因為IgE和IgG的檢測法，是看抗體和過敏原的反應，而這些反應最後還是叫喚白血球來參與作戰，那為何不直接觀測白血球的變化呢？這個測試就是在這樣的理念之下發展出來。

這個測試是把兩百種過敏原或食品添加物，個別加入受試者的血液當中，藉由複雜的電子儀器，使用庫爾特方法（Coulter Method）讀取，看看白血球的尺寸與數目的變化。這個檢測的基本概念和皮膚扎刺測試頗為類似，但皮膚扎刺是將過敏原接觸皮膚，看看皮膚的變化，而這個檢測是將過敏原直接和白血球接觸，看白血球的變化，因此最能反映血液和組織中的真實現象。目前許多研究證實，把這種檢測法所測出的過敏原避開，九四%以上的過敏患者，症狀可得到緩解。這個測試彌補了IgE和IgG檢測的不足之處，例如細胞激素（Cytokine）、與抗體無關的第四型過敏反應、毒素、食品添加物，在這種檢測當中，都不再是漏網之魚。

低敏食物＋食物挑戰法（Elimination Diet & Food Challenge）

要找出對我們影響較大的慢性食物過敏，還有一種方法，那就是「低敏食物＋食物挑戰」法，這種方法雖然不需要抽血，而且幾乎不花錢，但複雜度較高，耗時較久。

這種檢測方式共分成兩個階段，第一個階段是「低敏飲食」，三個星期內只吃不易過敏的食物，避開第四十七頁的「台灣十大慢性食物過敏原」。三個星期後，你將會發現身體的過敏反應降了下來，人也清爽、舒服多了。短短三星期後，很多人的過敏症狀包括鼻炎、皮膚病、氣喘甚至都好了。但此時，檢測還沒結束。

這時，我們的「壓抑型T細胞」會慢慢退居幕後，如果我們突然間再吃到過敏原，身體會怎樣？因為壓抑型T細胞「在家睡覺」，所以，一旦吃到過敏原，即使是慢性過敏，也會突然變得很快、很鮮明，因為壓抑型T細胞來不及出來壓抑。

所以，接下來要進行的第二階段，就是「食物挑戰」。此階段的任務，是將原先避開的十大過敏原食物，一樣一樣慢慢吃，但一次只試一種食物。例如，第一天先喝牛奶，攝取量可以稍微多一些，看看身體是否出現不舒服的反應。如果一、兩天內出現了劇烈的反應，那麼可以斷定，牛奶是過敏原，反之，如果兩天之後，還沒有反應的話，就可以排除牛奶這個過敏原。

等到第一個食物的過敏反應都解除後，才可以再進行第二種食物的挑戰。就這樣，一種一種食物慢慢測試，你就可以確定身體會對哪些食物過敏，以及過敏程度的高低。當然，也有一種可能是，會引起你過敏的食物，可能不在這十大過敏原中，這樣一來，你只好從頭開始了。

最後，要特別提醒，當你在進行食物挑戰的時候，如果出現了激烈的反應，可以用維他命C加生物類黃酮緩解症狀，嚴重時加槲黃素或野生玫瑰花瓣萃取物（詳見「向過敏說Bye-Bye」附錄第二八〇頁），如果真的嚴重到呼吸困難，為了避免休克，就要馬上打腎上腺素（Epi Pen），或送醫急救。

由於這種方法可以將所有的急性與慢性、第一到第四型的過敏反應一網打盡，可說是全世界目前最精準、最不受質疑的食物過敏測試，但是卻也是最難身體力行的。比較折衷的辦法，是先作白血球反應抽血測試或IgG抽血測試，把測試報告上的過敏原避開三週不吃，再來做食物挑戰。很多人會發現這樣結合兩種測試，就方便多了，而且準確度最高，比矇著眼睛避開十大過敏原有效

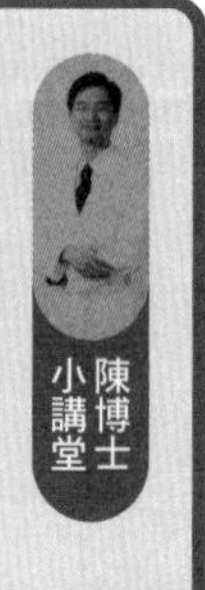

陳博士小講堂

為什麼要寫飲食日記？

某些食物天生就容易使人過敏，例如：牛奶、花生、小麥、海鮮、蛋、柑橘……等等。常固定吃某些食物也容易使人對食物產生過敏反應。另外，現代化飲食當中，有許多成分或種類是大自然界不存在的物質，像是農藥、化肥、防腐劑、抗生素、人工添加劑等，或是營養比例不當的食材，例如：精糖、精製澱粉等，這些東西都會干擾人體的免疫系統運作，使人產生過敏的機率提高。此外，也有許多現代化食物或是烹飪方式會使人容易發炎，而過敏正是發炎反應的一種，所以多吃這類

致炎食物也會導致過敏。

勤寫飲食日記可以幫助營養師或醫師了解你平時的飲食習慣、營養比例、營養好壞以及探索可能的過敏原，因此有助於擬定整體治療計畫。如果你打算自己進行食物挑戰，也請先寫下飲食日記，幫助你了解自己身體狀況和食物的關連性。

飲食日記的內容，要越詳細越好，包括：

1.食物的種類、吃的份量、烹調的方式，甚至是什麼時候吃的……等等。

2.吃東西前後的心情如何？有沒有體能上的改變，例如吃的時候已經餓到手腳發軟、脾氣暴躁了，或是因為月經來了，特別想吃巧克力等等，不論吃的是正餐、零食、點心、宵夜都要詳細的寫下來。

3.排便的情況如何？是否有腹脹、消化不良或是拉肚子、便秘等等？

4.每天做了多少運動？什麼時候做的？做了些什麼？也都可以記載。

5.如果不知如何描述，或是怕紀錄不夠清楚，可以善用現代科技，用數位相機將每一餐的食物，一字排開，拍照下來，列印出來，貼在飲食日記上。

飲食日記

日期時間	食物名稱、份量	餐前的感覺或心情	餐後半小時的感覺	身體有何反應	備註

四種過敏反應類型

分類	抗體或細胞	機制	過敏原	過敏疾病	時間
第Ⅰ型	IgE	肥大細胞去顆粒作用釋放發炎媒介物	食物 塵蟎 藥物 花粉	食物過敏 過敏性鼻炎、氣喘 蕁麻疹 異位性皮膚炎、濕疹 藥物過敏 全身性休克	立即
第Ⅱ型	IgM IgG	抗體活化補體或FcR+ Cells（巨噬細胞或NK細胞） ADCC	藥物 他種血型 他人器官	藥物過敏 慢性蕁麻疹 輸血錯誤排斥反應 器官移植排斥反應	立即
第Ⅲ型	IgM IgG	免疫複合體卡在皮膚、關節、肺泡 活化補體	食物 自體抗原 藥物	食物過敏 自體免疫 （類風濕性關節炎、紅斑性狼瘡） 血管炎、腎炎、關節炎、肺臟疾病 移植 血清疾病 Arthus反應 藥物過敏	延遲
第Ⅳ型	T細胞	過敏原引發細胞激素Th2→活化嗜酸性白血球	食物 小麥麩質 昆蟲毒液 植物毒液 藥物 鎳 鎘	食物過敏 乳糜瀉 接觸性皮膚炎 （Th1→活化巨噬細胞） PPD結核菌反應（Th1→活化巨噬細胞） 慢性過敏性鼻炎（Th2→活化嗜酸性白血球） 慢性氣喘（Th2→活化嗜酸性白血球） 接觸有毒長春藤（CTL） 藥物過敏	延遲

率多了。

如前一頁表格所示，過敏反應可分成四型：第一、二型為立即反應，也就是我們常說的急性過敏，例如：聞到花粉，鼻子馬上就打噴嚏；第三、四型為延遲，也就是慢性過敏，例如：接觸到有毒的常春藤（Poison Ivy），卻在十幾個小時後才出現皮膚紅腫現象。一般常見的過敏可能不一定侷限在某一型過敏反應，例如：食物過敏與藥物過敏可能橫跨了一、二、三、四種類型，而急性的過敏鼻炎、氣喘、過敏性皮膚炎與全身性休克為第一型的過敏反應，至於慢性的皮膚過敏、鼻炎、氣喘，則可能為第二與第四型過敏反應。

總之，不同的過敏原檢測方法，都各有所長，例如皮膚扎刺測試主要是在測第一型的過敏反應，因此當你測出來對某些東西沒有反應時，並不表示你的身體對它不過敏，因為它可能是第二、三或四型過敏（不在IgE管轄內）。ELISA抽血測試可測出第一、二、三型過敏，但會漏掉第四型，只有白血球反應測試、低敏食物+食物挑戰，才能徹底找出第一、二、三、四型的過敏反應。

因為過敏的人很容易就知道自己第一型的過敏原，因為他可能一聞到花粉、灰塵、貓狗，就打噴嚏或呼吸困難，或是起紅疹，所以進行皮膚扎刺測試的必要性就相對較低。我比較建議過敏患者採用白血球反應測試、IgG抽血測試、飲食測試，來檢出自己的過敏原。如果是選擇用ELISA方法的話，先做IgG的九十六種食物慢性過敏原測試，同時報告上會印上急性過敏指數，如果指數大於二五〇，才需要進一步加做急性的IgE過敏測試。

血液常規檢查法

血液常規檢查非常便宜（約新台幣數百元），通常一般醫院或診所體檢

各種過敏檢測比較表

	低敏飲食+食物挑戰	白血球檢測	IgG	IgE
費用	免費	最貴	稍貴	便宜
方法	飲食控制	抽血	抽血	抽血或針刺
時間	四週以上	三週	二週	一週
準確度	最高	最高	只對慢性過敏	只對急性過敏
必要性	高	高	中	低
普遍性	不容易操作，因大部分患者缺乏耐心	台灣還沒有、美國已有	台灣已有檢驗所開始測試	大部分醫院都有

都會有此檢測。這種方式所蒐集到的資訊相當廣泛，其中包括各種血球的比例、大小等等。像正常人的嗜酸性白血球應該是〇～三%，但若檢查的結果是升高，就表示身體內正有過敏反應或寄生蟲感染。

另外，顆粒性白血球與淋巴球比例，正常大約是六五%比三五%左右，如果在檢查中發現，淋巴球的比例越高，就有可能表示過敏傾向越重。

除了血球的數量外，此種方法還會透過顯微鏡去觀察血液的生理，可看出白血球的活性，血中雜質與毒素的多寡，而這些現象，都和過敏體質息息相關。

第五節

腎上腺功能檢查法

在以後的章節中，本書會一再強調，有過敏症狀的人通常也都存在著中長期壓力。那些因過度忙碌、休息不夠、熬夜等因素而導致腎上腺素衰竭的人，可以藉由簡單的唾液測試、瞳孔測試、姿勢型血壓量測，得知自己的腎上腺功能，這是九〇%以上過敏患者最容易疏忽或根本不知道的盲點。

唾液荷爾蒙測試

這可用來測試我們的腎上腺皮質醇（Cortisol）。作法很簡單，只要你收集一天內四個不同時間點的唾液，然後交由檢驗所幫你檢測唾液中的腎上腺皮質醇的含量，然後畫一個圖表，如此就可以看出體內腎上腺皮質醇的存量及變化曲線。這個曲線很重要，正常的情況下應該是清晨最高，逐漸下降，晚上最低。但有些人可能曲線會往右移，變成中午最高，那表示這個人可能是個夜貓子，所以他早上根本就起不來，但到了晚上就很興奮。甚至有人的日夜曲線很不明顯，幅度不大，那就表示他的腎上腺皮質醇庫存量很低。總而言之，這是一個客觀的、非侵略性的檢查。

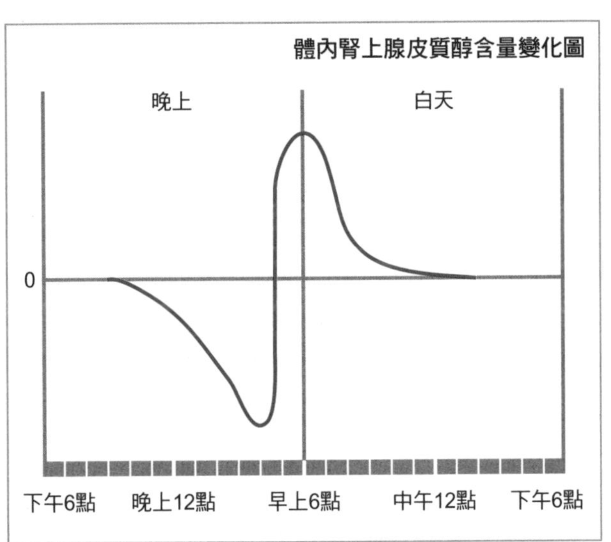

瞳孔縮放測試

這是最簡便的方式之一，因為這種檢測不需要花錢。前述的唾液測試，必須送到檢驗所分析，但瞳孔測試很簡單，在家裡就可以自己進行。

首先，我們先把房間裡的電燈關掉，這個時候瞳孔應該會慢慢放大。五分鐘之後，拿出手電筒往自己的瞳孔斜照，正常的情況下，我們的瞳孔應該會收縮，可是有些人的瞳孔卻是縮了一下後，馬上又放大、接著又收縮，然後又放大。這表示這個人的瞳孔括約肌沒力，沒有力氣保持瞳孔在收縮的位置。會出現這樣反應，表示這個人的腎上腺素已經疲乏了，經常熬夜、壓力很大的人這種現象就會很明顯。全身有括約肌的地方還包括食道、肛門、陰道，所以腎上腺疲乏的人，也就是中醫所謂氣虛嚴重的人，容易產生胃食道逆流、胃下垂、脫肛、大小便失禁、子宮下垂……等等。

姿勢型血壓量測

測血壓可以檢測腎上腺功能?沒錯，但是有特殊的技巧!

首先，先請受試者平躺，五分鐘後測一次血壓，測完後，隨即請他馬上站起來，然後在二十秒內再量測一次血壓。正常的情況下，這個人的血壓應該是上升的。例如平躺時，血壓是一二〇／七〇，但是當他站起來的一瞬間，由於地心引力的影響，全身血液往下半身掉，瞬間血壓於是往下降，在零點幾秒的短暫時間內，我們的血壓偵測中樞（Baroreceptors），會警覺到低血壓的危險，馬上命令腎上腺素分泌，因此刺激心臟壓縮，激發血壓往上升。所

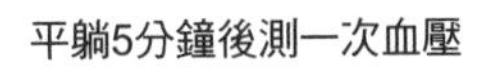
平躺5分鐘後測一次血壓

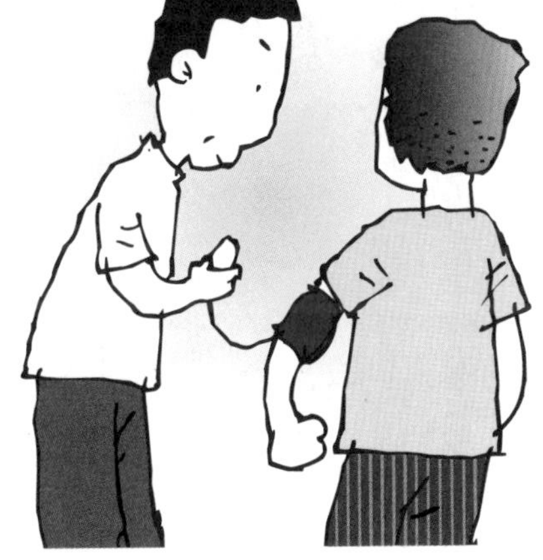
站起來後20秒內再量一次血壓

姿勢型血壓量測

以，在起身的幾十秒內，正常的血壓會上升一〇／五左右，原本平躺的一二〇／七〇就會升到一三〇／七五，這是健康的現象，表示腎上腺素足夠。但如果起身後的血壓反而往下掉，例如掉到一一〇／六五的話，就表示這個人的腎上腺功能有問題，可能是熬夜、過勞、虛弱所造成。如果血壓下降二〇／一〇的話，可視為病理性的姿勢型低血壓。這個檢查不花錢，只要有一個血壓計、一張床，任何人都可在家檢測。不過，這個檢測有一點技術，可能要多練習幾次，才能掌握竅門，一方面血壓量測要準確，一方面時間的掌握要好。如果不熟悉傳統血壓計的人，可以買電子血壓計，按一個按鈕就可以了。

中醫腎脈量測

中醫把脈很奇妙，而且很準確。兩隻手的橈動脈是中醫師把脈之處，依據部位的不同，可以分為寸、關、尺。兩手的橈動脈尺部，就是中醫所謂「腎」的位置。中醫的腎，其實包含了西醫的下視丘、腦下垂體、腎上腺、腎臟、膀胱、外生殖器這些器官，而不是單單只有腎臟。一個人如果腎上腺疲乏的話，通常腎脈就會很虛，甚至會消失。我在臨床上發現，現在年輕人很多是沒有腎脈的，也就是說，現代很多年輕人腎上腺疲乏，可能是熬夜、睡眠不足、營養偏差所造成。二十年前的我也和其他年輕人一樣，沒有腎脈，難怪身體很差，過敏也嚴重。後來把身體調好了，腎脈也恢復了，而且變成長脈。長脈的人比較長壽。

上述四種腎上腺功能檢測法都非常重要，而且很安全，也不必抽血，我認為有過敏的

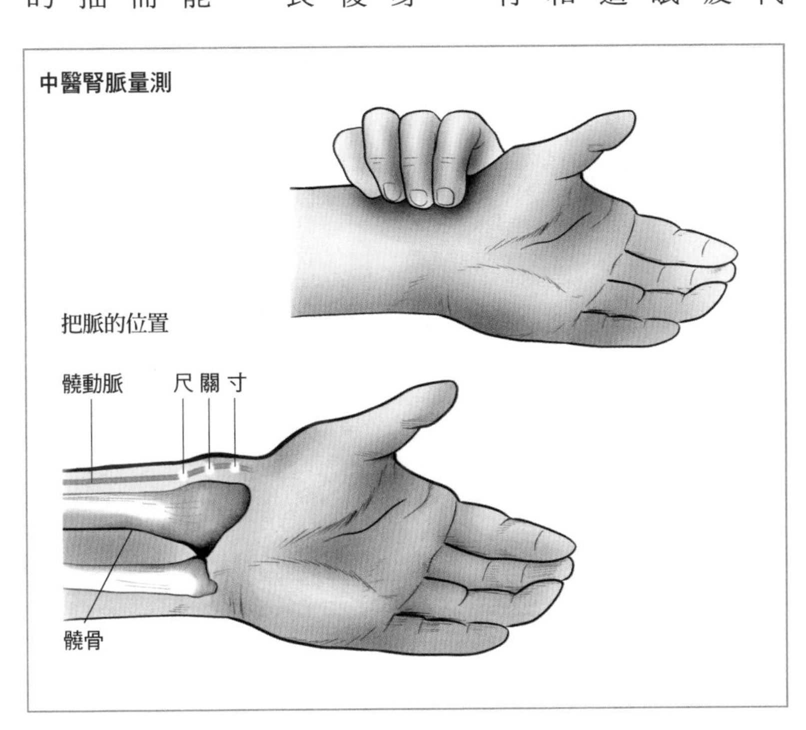

人，至少要熟悉其中的一種，定期檢測，讓自己的腎上腺功能處於最佳狀態。腎上腺功能正常，過敏就不容易發作，對過敏原的忍受度也會大很多。反之，腎上腺功能衰退的人，不但容易過敏，也會產生自體免疫疾病，甚至會早衰、血管病變、癌化。台灣與日本常常聽說有人過勞死，就是因為工作太拼命了，導致腎上腺衰竭，最後以暴斃的方式讓身體停止運作。老美幾乎沒有過勞死，因為懂得調劑生活，工作、休閒、睡眠三者並重，平均分配各八小時，所以老美的腎上腺功能普遍較台灣人和日本人來得好。

第六節

腸胃道功能檢查法

腸胃道是人體最大的免疫器官，如果功能不正常，勢必影響免疫系統；常用的檢測項目有：胃酸測試、胃腸蠕動速率測試、CDSA糞便測試、尿藍母測試等。

胃酸測試

在臨床上，我們會發現，有過敏的人胃酸通常太少（pH偏高），而不是太多。正常的胃酸可能是pH1到pH3，就像洗馬桶的鹽酸那麼酸，但因為我們的胃有黏膜保護，所以這麼酸的胃酸，並不會傷害我們的胃。胃酸為什麼要這麼酸呢？主要目的是要把吃進去的細菌殺光光，沒有什麼細菌受得了鹽酸的酸度，所以健康的胃，應該是無菌狀態的，很乾淨。但是，很奇怪的現象，有過敏的人，特別是氣喘患者，他的胃酸可能只有pH3到pH5，也就是胃酸不足，這樣的情況有可能是因，也有可能是果。總而言之，因為胃酸不夠酸，所以一旦細菌被吃到肚子裡時，就不會被殺死，進而會跑到小腸裡作亂，所以過敏的人腸胃道功能通常都不好。因此，如果測出自己胃酸不夠酸的人，腸胃道雜菌可能比較多，也比較容易過敏，需要補充胃酸製劑和腸益菌。

胃酸的檢測有兩種方法，第一種是吞一顆有放射線訊號的藥丸，進到胃以後，把訊號傳到體外，由一台機器接收，讀取胃酸pH值。另一種方法比較不需要昂貴的儀器，但是聽起來有點不雅。把一顆內含棉線的膠囊吞下肚，手上拉住棉線的一端。側躺二十分鐘，棉線約有八十公分長，此時棉線的末端會沾一

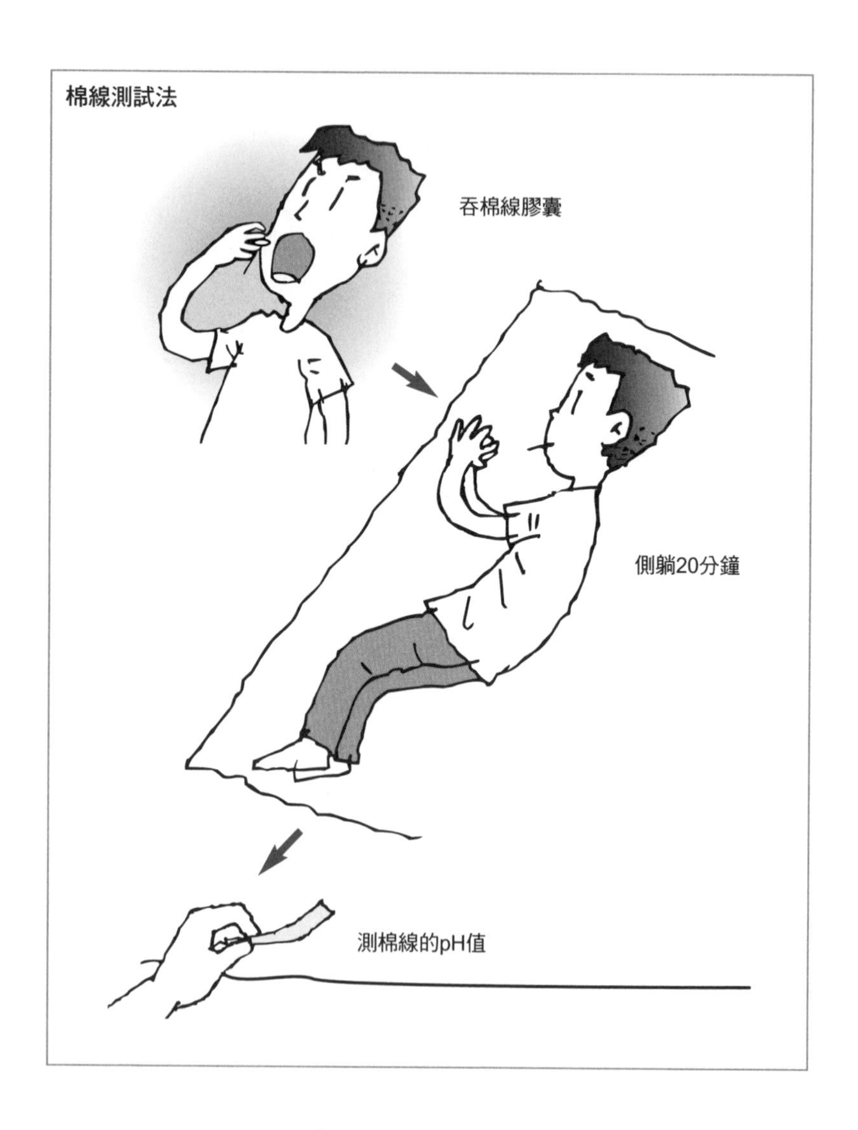
棉線測試法
吞棉線膠囊
側躺20分鐘
測棉線的pH值

些胃酸。二十分鐘之後，把棉線從嘴巴拉出來，拉直放在舖了紙張的桌上，用酸鹼試紙沾滾棉線，讀取末端的pH值，那就是胃裡面的胃酸真正pH值。

胃腸蠕動速率測試

在美國，胃腸蠕動速率測試也是吞下一顆放射線的藥丸，然後開始計時，並從儀器觀察，看看需要花多少時間，藥丸才會排出來。有些人可能要二十四小時，有些人可能要花上四十八小時。但這種檢測太貴了，大約要花台幣一萬元左右。我的檢測方式則相當便宜，大概只要花台幣六元，就可以得到胃腸蠕動的速率。作法很簡單，買一罐玉米罐頭，然後舀一大湯匙，直接吞下肚，開始計時就行了。我們只要看看這些玉米何時在糞便中出現，就知道食物在體內逗留的時間，也能間接得知自己腸胃的蠕動速度了。

我認為，在正常的情況下，從吞下食物到排出，最好要能夠在十八個小時以內，或是二十四小時之內也還可以。太快或太慢排出來都不好。如果太快，例如有人六小時就排出的話，那就是腹瀉了。蠕動速度過快的人，通常很瘦，食物不太能夠被吸收。有些人則是需要花上四十八小時到七十二小時，才能將食物排出，這就很不好了。這些人的腸胃道會一直累積毒素，因為食物如果沒有在二十四小時內排出體外的話，壞菌就會開始產生很多毒素，累積的食物越多，壞菌所釋放的毒素就越多。也因為腸道內有太多毒素了，所以這種人會臭，大便很臭、體味很臭，這個臭味就是毒素造成。如果排便順暢、身體清爽的人，身體比較不會有異味。

有些人會說，我每天都排便，應該就沒問題了吧！其實不然，因為有些人雖然天天排便，但並不代表他今天排的就是昨天的大便，有可能是前天的，甚至是大前天的。因為這些人的蠕動速度很慢，所以可能今天吃下去的食物要三天後才排出，所以他每天排出的大便都是三天前的食物，這樣子的話，食物逗留體內太久了，也會產生毒素。因此要知道自己腸胃道的蠕動情況，並不能

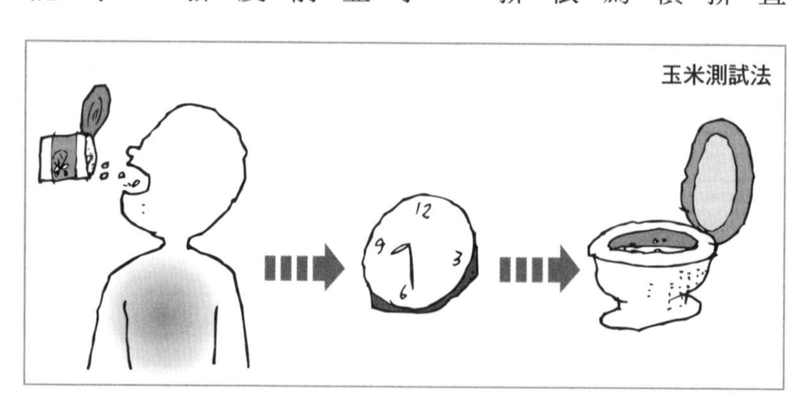

從是否天天排便來判斷，而是要用我提供的吞玉米方式來檢測才客觀。

CDSA糞便測試

CDSA的全名是Comprehensive Digestive Stool Analysis，意思是全面消化功能的糞便分析。這是將你的糞便拿去檢驗所，進行全方位的檢查，包括胰臟功能、小腸功能、大腸功能、胃消化功能、有沒有寄生蟲、甚至糞便裡頭的好菌和壞菌比例都可以一目瞭然，只不過費用不便宜，檢查一次需花台幣上萬元。有時我會替病人省錢，用治療來當診斷。例如，補充腸益菌，如果消化道功能和過敏症狀都改善，那就表示之前的狀況是因為壞菌太多所引起。有經驗的自然醫學醫師，只要從病人的症狀和主訴當中，大致可以判斷出體內的狀況，而不一定非要做昂貴的檢驗不可。

尿藍母測試

這個測試又稱歐伯邁爾測試（Obermeyer Test），是檢測尿液中尿藍母（Indican）的含量。正常人的尿液中應該測不到尿藍母，但如果腸道中的壞菌過多，或是有腸漏症（Leaky Gut Syndrome）現象，壞菌就會將體內的色氨酸（Tryptophan）轉變成尿藍母（Indican）。所以，如果尿中的尿藍母濃度越高，表示腸道發炎、壞菌越多，換句話說，尿藍母測試是腸漏症的重要指標。另外一個檢測腸漏症的方法是，小腸滲透力分析（Intestinal Permeability Analysis）。這兩種方法都可以測出是否有腸漏症。如果出現了腸漏症，那麼你絕對有慢性食物過敏症，而且過敏的食物，可能動輒二、三十種，需要好好治療。有關腸漏症的詳細介紹，詳見第一五三頁。

除了上述介紹的幾種方法外，若身體還有其他症狀，建議讀者還要再進行不同的檢測，例如：念珠菌檢查、二十四小時尿液重金屬檢查、頭髮分析重金屬檢查、全方位肝功能檢查、甲狀腺檢查、壓力情緒問卷檢查等等，因為這些檢測結果也都與過敏症狀有相當程度的關連性。

看到這兒，相信很多讀者一定很著急：「我已經受夠過敏了，有沒有辦法可以幫助我快速減輕不舒服呢？」又有些人或許會進一步想要知道：「是不是真的有辦法可以治好我的陳年過敏症呢？」其實，這些問題都是有解的！當你了解了過敏的成因後，我相信你要減緩或根治過敏，就不會再和以前一樣，像個無頭蒼蠅似的，把別人說的秘方都去試試看，結果卻越試越嚴重！

接下來，我將在本書的第三章與第六章介紹緩解與根治過敏的一系列好辦法，我會傾囊相授，幫你真正遠離過敏的困擾！

第三章

緩解過敏自救法

——不用到醫院也能輕鬆DIY

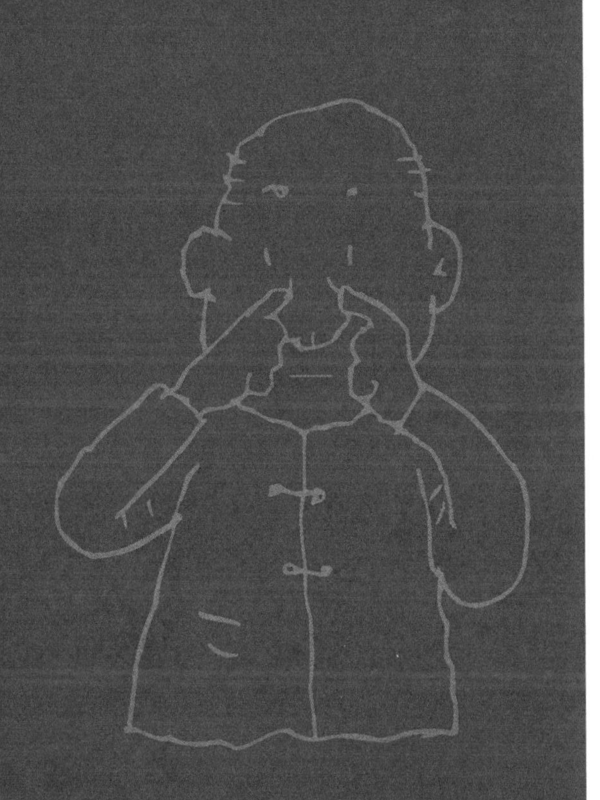

古人說，一日之計在於晨。但是，一早起床就連續幾個噴嚏，是不是會讓你一天有了惱人的開始？上課、上班，流不停的鼻涕或鼻塞，又是否讓你頭暈腦脹，做事沒有效率？晚上想要好好的睡上一覺，氣喘或皮膚搔癢卻突然來搗亂，會不會讓你快要抓狂？想吃抗組織胺或是類固醇藥品來緩解，卻又得擔心副作用！除了西藥，有沒有天然的方法，可以快速舒緩過敏？事實上，我有很多法寶，都是經過臨床反覆驗證的，保證真材實料，絕非灌水剪貼之作，只要用得恰當，保證有立竿見影的效果，你不妨親身試試看！

我從小就經歷各種過敏的困擾，小到打噴嚏、鼻塞，大到氣喘發作，還有慢性濕疹、異位性皮膚炎、慢性中耳炎……等等，一般人的過敏症狀，我幾乎都有過。所以我非常清楚過敏發作時的不適感，也非常感謝上帝讓我接觸中醫與自然醫學，我是被西醫放棄的，但是所謂的「另類療法」為我開啟了另一扇窗，也幫助我從「無藥可救」的過敏患者，慢慢變成「自救、救人」的醫者。

治病可粗分為「治標」與「治本」，當然每個人都想徹底把疾病根除，但「治本」通常較耗時，有時人正在不舒服的節骨眼上，必須要趕緊讓自己先舒緩下來，所以也要「治標」。

因此，在介紹「根治」過敏的方法前，我想先讓大家知道如何「快速」減緩過敏發作的不適。這些都是非常實用的小撇步，沒有西藥的副作用，只要用得正確，可以讓你馬上緩解過敏的不適。只要體會到它的好處，你就會豁然開朗，對我的這一套整合療法充滿信心，進而跟著我的療法，慢慢調整自己的食衣住行，接著更進一步去體會與認清過敏的來龍去脈，最後一定可以根治惱人的過敏，恢復健康！

輕度過敏自救法

輕度的鼻塞、打噴嚏、流鼻水，皮膚起小疹子，或是胸口悶悶的，是很多人都經歷過的輕微過敏症狀。由於體內累積的干擾因子（過敏原、毒素或壓力）不多，所以只要用以下方法，就可以緩解症狀。

補充維他命C和生物類黃酮加槲黃素

方法：對於鼻子過敏的症狀，可以將含有大量維他命C（五〇〇毫克）加生物類黃酮（二五〇毫克）的營養補充品用嘴巴嚼碎，鼻塞、鼻癢、流鼻水可以在十分鐘內緩解。常用的劑量為每隔幾分鐘咀嚼一顆。其實每人的反應不同，應視症狀緩解程度而調整。如果很嚴重，可能要吃到八顆，如果只是一、兩個噴嚏，那麼可能一顆就夠了。另外，如果可以再補充槲黃素（二五〇毫克）的話，效果會更好。台灣食品法規尚未開放使用槲黃素，所以可以改用野生玫瑰花瓣萃取物，效果也不賴。

這個療法，源自於十年前我的親身經驗，相當有效。以前在美國的自然醫學診所實習時，經常處在壓力大、睡眠不足的狀態，加上因為太忙，車內沒有常常清理，車子裡的布椅套和儀表板常堆積灰塵，所以常會出現打噴嚏、流鼻水的情況。有一次遇到這種情形，情況滿嚴重的，到了診所停車場，我在車內猛打噴嚏、鼻水直流，甚至鼻子眼睛開始紅腫、發癢、發熱。於是，我就嘗試最高品質的維他命C加上生物類黃酮的天然營養品（名字太長了，我把它簡稱C黃酮）。廠商設計這個營養品時，是讓人用吞的，不是讓人用咬的，所以沒有加糖分或香料之類，但正合我意，我就拿來咀嚼。雖然又酸又微苦，吃一顆沒效，吃兩顆還未改善，但在五分鐘內咀嚼四顆之後，已經有感覺了。就這樣在十分鐘之內，我咀嚼了八顆，頓時噴嚏、流鼻水、鼻塞、發癢等症狀都停止了。於是我整理衣襟、拍拍灰塵，高高興興走進診所實習，沒有人知道我剛才發生什麼事。

為什麼要嚼碎呢？因為過敏發作就是肥大細胞處於不穩定的狀態（詳見第一四二頁），而肥大細胞大多分布在黏膜上，因此用口嚼的方式，不但可使營養成分在口中磨碎與唾液混合，另一方面可迅速布滿口腔與咽喉的黏膜，使黏膜上的肥大細胞立即穩定下來，不再紅腫與分泌黏液。

再來，這些有效成分透過口含，可迅速經由舌下吸收，此時就可以不用透過肝臟，直接進入全身的血液循環裡，因此對於過敏的急性發作相當有效。如果我們是用吞服的方式，則這些維他命必須先經由腸胃道吸收，透過肝臟代謝，最後才到達全身器官。這樣子，有效成分到我們的鼻腔、呼吸道的時候，已經太慢了，而且濃度也不高，所以成效也就看不出來。

這種口嚼的方式，特別適合發生在呼吸道與頭面部的過敏症狀，像是：過敏性鼻炎、氣喘與過敏性結膜炎。如果是皮膚過敏，效果就比較不會立竿見影，可以改用吞服，有耐心慢慢等幾天，才會看到效果。

為什麼要用C黃酮，而不建議只用維他命C呢?因為在自然界中，維他命C並不會單獨存在，永遠會和生物類黃酮一起，而且維他命C和生物類黃酮合在一起的效果是一加一大於三，所以比單獨吃維他命C效果好多了。

帶酸味的天然水果富含維他命C和生物類黃酮，甚至還有其他各式各樣的營養素，例如檸檬、柳橙、葡萄柚、百香果、奇異果、蘋果、水蜜桃、鳳梨、芭樂等等都是富含C黃酮的水果，有過敏體質且對上述水果不會起過敏反應的人應該多吃，不要怕酸。另外，我還要提醒讀者，在選擇天然水果時，一定要注意是否為有機生產，因為如果受到農藥、化學肥料污染的話，反而對身體不好。我嘗試在台灣的大賣場或普通市場，買過一些百香果、芭樂、鳳梨、蘋果，吃了之後感覺沒有好處，反而身體不喜歡，就是化肥、農藥或激素所造成的。

我以前住美國華盛頓州時，住家後院種植了十棵蘋果樹，全部是有機種植，每年有幾百甚至幾千顆蘋果可以吃。我發現，如果出現一點過敏症狀時，只要現摘兩顆蘋果吃下，過敏症狀馬上就緩解了。

由於每個人的體質不同、症狀不同、累積的問題不同，很難統一規定應該要吃多少的量才會有效果，只能建議讀者親身試試看，不管是天然水果或天然營養品，試試把劑量提高看看。不用擔心維他命C會過量，因為它是水溶性的，所以就算吃到過量，最糟糕的副作用也不過是拉肚子，把劑量降下來就好了。但要特別注意，如果吃維他命C高劑量一陣子，不要一下子驟停，否則會有維他命C缺乏的症狀出現，例如壞血病。維他命C的服用劑量可以突然增加，但要緩慢降低。

至於槲黃素（Quercetin），則是一種比較特殊、而且強效的生物類黃酮。它比一般的生物類黃酮還要厲害，穩定肥大細胞的效果更好，主要的天然來源有洋蔥，不過，有需要時還是以補充天然的槲黃素萃取效果最好。可惜，台灣法規把槲黃素列為西藥，而且品質遠不如我在美國使用的天然槲黃素，所以，守法的台灣民眾無福享用高品質的天然槲黃素。槲黃素的品質好壞參差不齊，以劣質居多，原料成本也是數倍之遙，因此選擇上需要特別小心。

不過也不要灰心，台灣民眾可以使用野生玫瑰花瓣萃取物代替槲黃素，它對於穩定肥大細胞、釋放組織胺的效果，也是毫不遜色，甚至可媲美西藥抗組織胺，但是完全沒有副作用或毒性（詳見「向過敏說Bye-Bye」附錄第二八〇頁）。

同類症狀製劑

這是美國自然醫學名醫巴斯帝爾醫師（John Bastyr, ND, DC）獨創的療法，如果你已經明確知道過敏原是什麼，例如灰塵、黴菌、塵蟎、蟑螂、花粉，就可以用膠帶去收集微量的過敏原碎屑，拿到診所，由受過專業訓練的同類療法醫師，以特殊的高倍震盪稀釋方法，做成個人量身訂作的同類

陳博士小講堂

如何挑選維他命C?

市面上，到處可以看到不同廠牌的維他命C，事實上，市售的維他命C可以簡單區分兩個不同的等級，一個是歐洲的等級，一個是大陸的等級。目前市場上的維他命C有百分之九十九以上來自中國大陸，只有極少數特別講究的廠商選用昂貴的瑞士製維他命C。其實，大陸製的維他命C不見得成效會差很多，但是它的品質的確是比較粗糙，放在顯微鏡下面看就知道，敏感的人吃一吃也分辨得出來，而且也可能會有原料污染的問題。因此，如果要選用維他命等營養品時，不但要看成分天然與否，還要看製程、產地、污染報告等等，真是大學問，一分錢一分貨。

症狀製劑，定期服用，藉以緩解過敏。

第二節

中度過敏自救法

方法：熬煮對症的中藥湯劑（小青龍湯或是麻杏石甘湯），可以快速舒緩呼吸道過敏，例如中度氣喘，可以在三十分鐘以內舒緩。

當你試過輕度自救法後，過敏的緩解效果仍不明顯時，那麼你的過敏症恐怕比你想像的還要嚴重。此時建議你試試中度的自救法，也就是用中藥湯劑（熬煮湯劑的效果優於科學中藥）來幫忙。但中藥有效與否，要看藥材品質好壞，還有中醫師能否精確的「辨證」。

中醫把人的體質，簡單區分為寒、熱，並且受到風、寒、暑、濕、燥、火（熱）這六種環境氣候的致病因素所影響，變化頗為複雜。加上飲食錯誤與作息混亂，很多人會衍生出外寒內熱、外熱內寒、有寒有熱的寒熱錯雜體質，相當的複雜，所以要能正確辨證，最好找細心的好中醫開藥方。有些人因為自行亂抓藥，或碰到看病較草率的中醫師，看錯體質用錯藥，就誤以為中藥效果緩慢或是無效，這其實是一個大誤會。

我自己的經驗是，只要辨證正確、開對方子，在熬煮中藥的時候，光是聞藥湯散發出來的味道，氣喘或鼻敏就好了一半，接下來再把藥湯喝下，中度氣喘都可以快速平復。我個人認為，治療過敏的問題，最好用的是傷寒論和金匱要略的方子，也就是所謂的「六經辨證」。現行大陸、台灣、美洲的中醫教育，偏向於強調「臟腑辨證」，而忽視「六經辨證」，不敢用傷寒論的藥方，難怪很多中醫師治療過敏沒有立竿見影的效果。

想知道自己的體質是寒性還是熱性，其實不難。第九十九頁有個簡單的表格，不妨算算你的得分，做個簡易的判斷，將有助於你對湯藥的選擇，以及飲食保健的參考。

中藥方子有丸、散、膏、湯各種劑型，例如：桂枝茯苓「丸」、逍遙「散」、川貝枇杷「膏」、十全大補「湯」等。古人在取藥方名的時候，是很有根據的。例如：小青龍湯，絕對不會取名為小青龍丸，因為小青龍湯的藥效很猛。

所謂「湯者盪也」，凡是中藥方劑取名為「×××湯」者，如果可以對症下藥，那麼就會有「動盪五臟六腑」的功效，例如：四物湯、四君子湯、十全大

寒熱性體質自我調查表

寒性體質		熱性體質	
衣服通常穿得比別人多	3分	衣服通常穿得比別人少	3分
較怕冷	3分	較怕熱	3分
四肢發冷、背部、大腿、後腦勺、頭頂等部位常發冷	2分	身體、頭頂容易發熱	2分
臉色較蒼白或枯黃	2分	臉色常紅潤或面紅耳赤	2分
較不渴、喜熱飲	1分	常口渴、喜涼飲	1分
屬於乾性皮膚	1分	屬於油性皮膚	1分
鼻涕、痰液、分泌物較清澈	1分	鼻涕、痰液、分泌物較濃稠	1分
尿液較清澈透明、排尿較多	1分	尿液較黃、排尿較少	1分
大便較軟、較稀、較頻繁	1分	大便較硬、較容易便秘	1分
深夜吃涼性食物，如西瓜、梨子會拉肚子	2分	吃熱性食物，如榴槤、龍眼等會覺得煩躁	2分
有甲狀腺低下的傾向或病史	3分	有甲狀腺亢進的傾向或病史	3分
蓋厚被子比較好睡	2分	蓋薄被子比較好睡	2分
常感到倦怠嗜睡	1分	總覺得精力旺盛	1分
情緒平平或低落	1分	情緒亢奮或煩躁	1分
總得分	分	總得分	分

寒性體質得分較高者，為寒性體質；熱性體質得分較高者，為熱性體質。無法決定的題目可以略過不計分。如果寒性與熱性兩邊總分相差小於三分者，則為平性體質或「寒熱錯雜體質」。

補湯、補中益氣湯、小青龍湯、麻杏石甘湯、定喘湯、桂枝湯、生化湯、血府逐瘀湯、鎮肝熄風湯……等。換句話說，湯劑是非常有效且快速的，急性過敏想要快速緩解就勢必要用湯劑。不過話說回來，現代很多中醫不常用湯劑，而改用比較方便的科學中藥的藥粉（台灣）或是藥丸子（大陸）。

所謂「散者散也」，凡是中藥方劑取名為「×××散」者，如果對症下藥，就會將病症「慢慢散去」。例如「逍遙散」，主要是針對肝氣鬱結、情志不順、反反覆覆、肝腹部不適、自律神經失調等症，用逍遙散就可以慢慢散去這些問題。另外常見方劑還有四逆散、行軍散、失笑散、藿香正氣散、止嗽散、玉屏風散等。

所謂「丸者緩也」，中藥方名如果是「丸」者，通常效果緩慢，必須長期服用才能看出效果，這是因為藥材只是研磨成粉，並未萃取，而且用蜂蜜製成藥丸，所以藥性較慢。常見方子如：左歸丸、右歸丸、腎氣丸、桂枝茯苓丸、健脾丸、天王補心丹等等（丹和丸類似）。

湯藥，是針對大問題，所以中度過敏可以用中藥湯來緩解，例如寒性氣喘使用小青龍湯，熱性體質使用麻杏石甘湯，只要對症，就會有立竿見影的效果。

但是，如果用科學中藥來治療，最多只有七成的療效。不過科學中藥的好處是攜帶方便，而且不需熬煮，適合現代化忙碌的生活。

讀者如果很清楚自己的寒熱體質，可以到中藥房抓藥來試試看，很多民間的療法就是這樣發展出來。如果服用後，效果顯著的話，差不多就是適合自己體質的方子，以後若再發作，應以該方子為主。比較保險的方法，其實是找一位細心可靠、經驗豐富的中醫師，給他仔細診斷，開出一個最適合自己體質的方子。不要迷信名醫，名醫因為太有名了，太多人找他看病，反而沒有太多時間花在你身上。相反的，找一個細心的中醫師，抽絲剝繭，仔細診療，效果說不定比名醫更好。

能找到自己適合的體質藥方，其實很幸運，也很重要，因為一個人的體質不會有太急劇的變化，能抓到一個基本方，稍微修改，通常就可以處理自己大部分的問題。有一個好的中醫師當家庭醫師，其實滿不錯的，如果再加上自然醫學的專業訓練，那就更完美了。

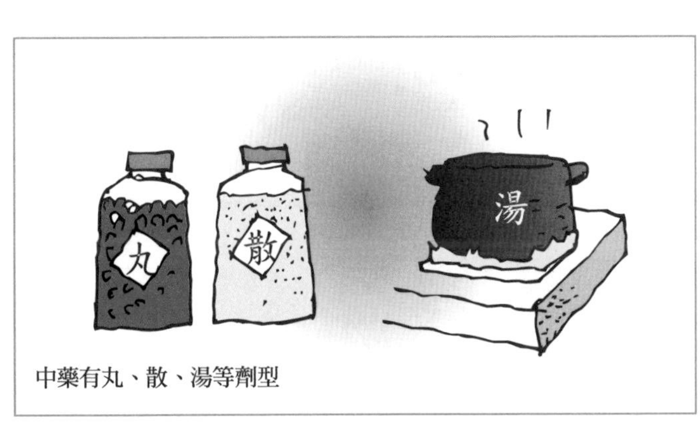

中藥有丸、散、湯等劑型

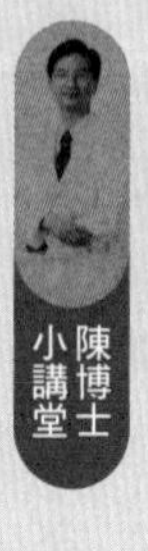

中藥湯怎麼熬最正確?

所謂一帖的中藥，就是一天的劑量，有人會分兩次，有人分三次，總之就是要在一天內把上面的藥材服用完畢。首先，在熬中藥湯前，要先注意：

1.如果有石膏、黨蔘等礦石類或是塊根類的藥材，或是像附子要加強熬煮以去毒性的藥材，要先下，也就是一開始就先放下去熬煮。

2.如果該帖藥中有些芳香類藥材的話，像是細辛、辛夷、薄荷等，需要後下，也就是等湯快好的時候再放入，以免揮發性成分逸散殆盡。

台灣民間流傳的「三碗水熬煮到兩碗水」，這種方法相當不科學，因為很多揮發性藥材的成分早就跑到空氣裡，浪費掉了。正確的熬煮中藥湯的作法如下：

1.將藥材先用清水沖洗，去除灰塵雜質。清洗後，加水蓋過藥材約一、兩公分後，以大火煮開，藥湯滾了後，再用大火煮個兩、三分鐘（目的在殺菌），接著轉小火熬二十～三十分鐘，

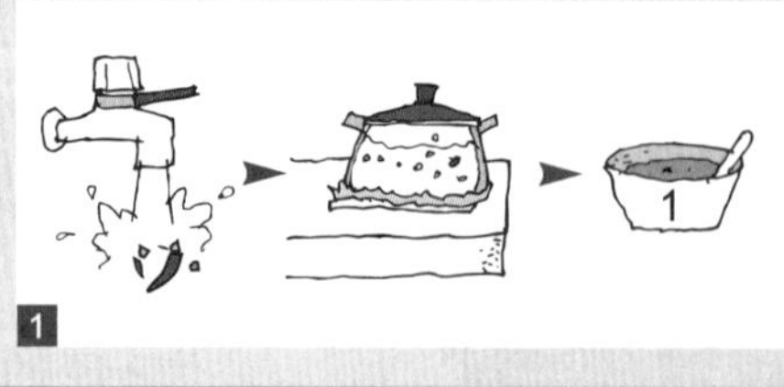

取出藥湯倒在碗裡，這是第一批藥湯。1

2.再放冷開水入藥材中，火滾後再以小火熬二十分鐘即可，這是第二批藥湯。2

3.第一批藥湯裡面花草類的揮發性成分較多，第二批藥湯裡面根莖礦石類的成分較多。將第一批的藥湯加上第二批的藥湯，倒在一起混合後，便是一天內要喝完的湯藥。3 可以分成兩次或三次服用。沒有服用完的，則先放在冰箱冷藏。

要特別提醒讀者，如果中藥湯冷掉了，千萬不可以放到微波爐中加熱，因為微波會改變藥性。如果要加熱，可用玻璃、陶瓷容器重新煮開或是隔水加熱。另外，熬煮藥材的容器不可使用鋁鍋，也盡量避免使用鐵器甚至不鏽鋼，應以陶瓷或玻璃最佳。在熬中藥湯的時候，一定要加蓋，盡量使有效成分保留在湯汁裡，敏感的人，聞到湯汁的香味，過敏症狀就已經開始舒緩了，這就是有效物質逸散到空氣中的緣故。

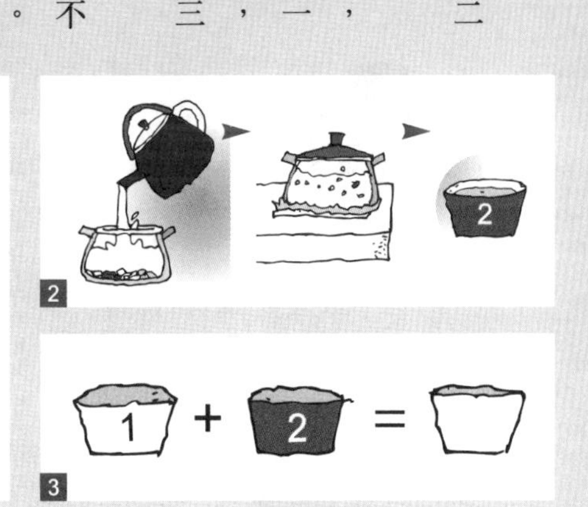

中藥湯絕不能放到微波爐中加熱

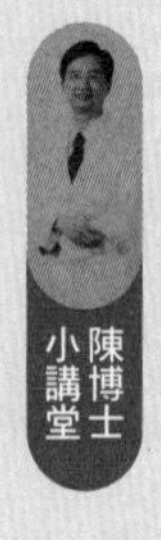

中醫如何看待過敏？

過敏就是中醫所說的「三虛症」，在這裡提供幾個三虛症的自療法供大家參考，相信對大家會很有幫助。

肺虛自療法

中醫說，肺主皮毛。所有的過敏，不管是呼吸道或是皮膚，都屬於中醫的肺的管轄範圍。臨床上，肺虛寒的過敏患者居大多數，這種患者，不管是皮膚過敏、鼻子過敏、氣喘，都可以使用三伏貼療法。傳統的「三伏貼」是要在一年最熱的那「三伏天」，每隔十天，連續三次，在肺俞、膏肓、風門、大杼這些穴位貼上薑泥、細辛、甘遂、白芥子這類大辛大熱、逐痰去寒的中藥粉泥，最好讓局部起水泡，才能發揮提振陽氣的最大效果。

但是，我常常教我的病人，去買高品質的辣椒膏，貼上面那些穴位，或加膻中、天突、腎俞就有不錯的自療效果。也不必限制是三伏天

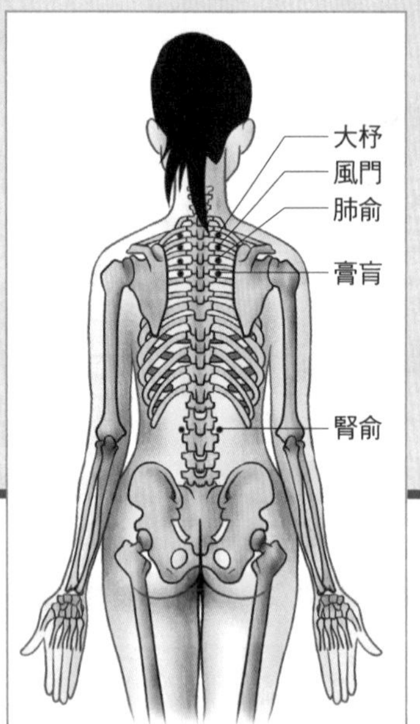

才能貼，基本上是「有是症，用是藥」，也就是說，不管春夏秋冬，只要上背發寒、咽喉癢癢，就可以貼。但要記得，辣椒膏要晚上洗完熱水澡之後才貼，洗完澡之後毛細孔大開，藥效很快滲透，隔天中午就可以撕下來，以免過度刺激。要注意，第一次貼會很辣，但第二次貼以後就習慣了。剛撕下來時，貼過藥膏的地方洗熱水澡會很燙，要小心。

脾虛自療法

中醫說的脾氣虛、中焦濕滯、運化失調，其實是同一件事，在自然醫學裡，就是胃酸不足、消化不良、小腸菌叢失衡、慢性食物過敏、腸道蠕動失調這些問題，其實都是相通的，而且症狀彼此相關。不管它們是如何形成，如何轉換，其實治療方法不外乎：補充腸益菌、補充水溶性纖維、補充水分、補充胃酸、補充消化酵素。

在所有的腸益菌當中，我們可以有兩種組合方式，第一，是挑選多種菌種，低劑量補充，長期服用可調理腸道菌叢。第二，挑選兩、三種專攻過敏的腸益菌，以每次三百億隻的高劑量，集中火力，達到快速消除過敏症狀的效果。補充腸益菌（Probiotics）的同時，如果也能適時補充腸益菌的食物（稱為Prebiotics），腸益菌就

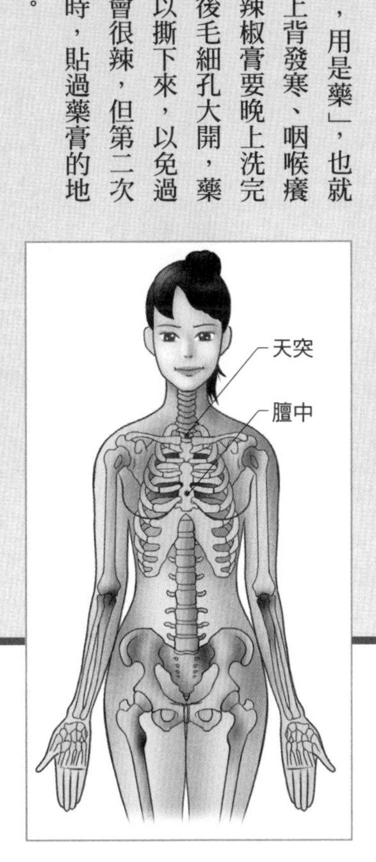

可快速茁壯，包括許多優質代糖，例如果寡糖、異麥芽寡糖、赤藻糖醇、麥芽糖醇之類。有些富含水溶性纖維的水果例如柳橙，也有養育的效果，纖維又可刺激腸胃蠕動、吸附毒素，可謂一舉數得。

腎虛自療法

因為運動缺乏、壓力過大、睡眠不足，導致腎虛是現代人的通病。半數以上年輕人的瞳孔縮放測試、中醫把脈、姿勢型血壓測試，都證實處於腎虛的狀態。尤其有過敏體質的患者，三分之二以上有腎虛現象。腎虛如果怕冷就是腎陽虛，如果怕熱就是腎陰虛。腎陽虛最簡單的自療法就是自製粉薑茶。這是我研發出來的配方，「粉」是粉光蔘，也就是美國花旗蔘，可以補充腎上腺荷爾蒙的原料；「薑」是生薑，可以溫中散寒，促進血液循環，加強「蔘」的效果，配方雖然簡單，但效果宏大，連「梅尼爾氏症」患者喝幾次以後頭就不暈了。不過，製法非常講究，做錯就沒效果。首先將薑泥放入沸水中，水再滾時拌入薑泥二分之一量的蔘粉，熄火悶蓋半小時，分多次在早上喝完。除了粉薑茶之外，腎陽虛可用科學中藥右歸丸、金櫃腎氣丸，腎陰虛用左歸丸、知柏地黃丸、杞菊地黃丸，氣血兩虛用十全大補湯，另外靈芝與樟芝也有調補的效果。

陳醫師私房中醫療法

首先，是「揉耳垂」，不要小看這個簡單的動作喔！感冒前，鼻子開始打噴嚏、

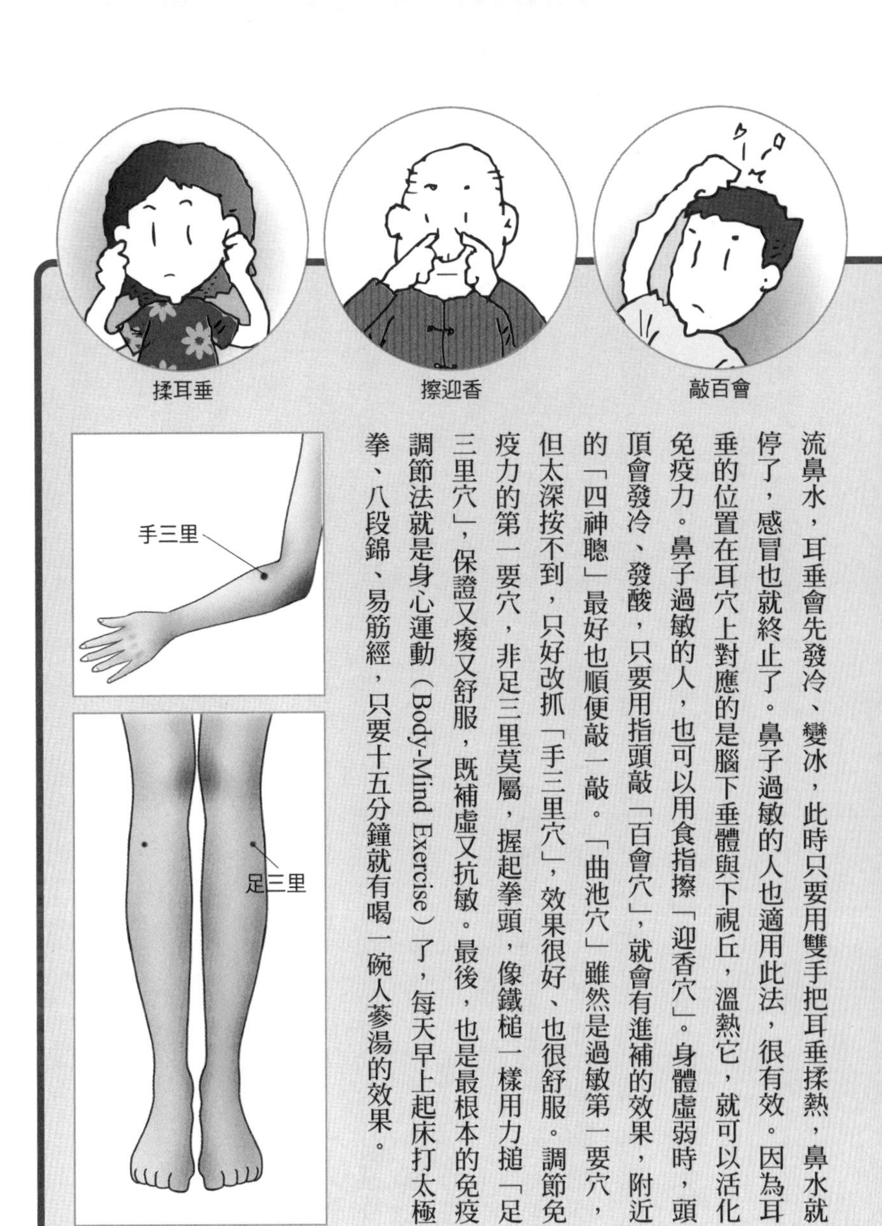

流鼻水，耳垂會先發冷、變冰，此時只要用雙手把耳垂揉熱，鼻水就停了，感冒也就終止了。鼻子過敏的人也適用此法，很有效。因為耳垂的位置在耳穴上對應的是腦下垂體與下視丘，溫熱它，就可以活化免疫力。鼻子過敏的人，也可以用食指擦「迎香穴」。身體虛弱時，頭頂會發冷、發酸，只要用指頭敲「百會穴」，就會有進補的效果，附近的「四神聰」最好也順便敲一敲。「曲池穴」雖然是過敏第一要穴，但太深按不到，只好改抓「手三里穴」，效果很好、也很舒服。調節免疫力的第一要穴，非足三里莫屬，握起拳頭，像鐵槌一樣用力搥「足三里穴」，保證又瘦又舒服，既補虛又抗敏。最後，也是最根本的免疫調節法就是身心運動（Body-Mind Exercise）了，每天早上起床打太極拳、八段錦、易筋經，只要十五分鐘就有喝一碗人蔘湯的效果。

第三節

重度過敏自救法

方法：使用針灸療法，搭配前述療法，可以明顯讓氣喘或鼻子過敏恢復正常，效果明顯。

我在美國的診所裡，常常只要用一根針，就能讓氣喘患者在三十分鐘內，恢復平靜、甚至好好睡上一覺。因此如果你的過敏在試過上述兩種方法後，緩解的效果還不明顯，那麼建議讀者可以加針灸來加強療效。我會教導有醫護背景的氣喘病患，試著自己針灸，讓自己的急性氣喘發作恢復正常。定期針灸，也可以改善過敏體質，加速根治過敏。

中醫學認為：針灸有打通經脈的效果，使藥物更能透過氣血運行，到達致病之所在，發揮它的治病作用。如果換成科學的說法是：針灸能快速調整體內的神經、血液、免疫、內分泌系統，讓各大系統重整，恢復平衡。因此單獨使用針灸，就可以達到快速舒緩過敏的療效，如果和中藥或營養品合用，更會有「加乘效果」，讓兩者的功效都大幅提升。

為什麼針灸可以快速調整我們的神經和內分泌免疫系統呢？過敏雖然是局部

的發炎、腫脹、分泌物過多的現象，但與神經系統關係非常密切，本書第五章將說明「過敏是局部自主神經系統紊亂所導致的結果」，而針灸治療是直接透過金屬針或熱灸的方式，來刺激局部的神經末梢，末梢將訊號透過神經傳回大腦，進而喚醒大腦下達命令到達全身神經、內分泌、免疫、血液等等系統，進行大規模調整。因此，氣喘、過敏性鼻炎、結膜炎所產生的惱人症狀，便可在針灸後一個小時內得到緩解。（若症狀真的太嚴重，可能要加中藥湯劑或是自然醫學藥物製劑）。

針灸後，我們的身體會出現立即與延遲兩種反應。立即反應是透過神經系統達到症狀舒緩，例如：氣喘的患者會呼吸順暢（平滑肌不再痙攣）、痰液減少（黏液分泌減少），過敏性鼻炎的鼻子通暢、鼻涕減少，結膜炎的癢感減少、流淚減少。而延遲反應則是透過大腦調節中樞，針對全身各大系統的病灶下達調節或修補的命令，這些命令通常會維持三天之久。因此針灸的一般療程為每週兩至三次，持續數週左右（視症狀嚴重度而定）。

雖然環境或食物的過敏原並沒有去除，但因為針灸與中藥或是營養品的搭配使用，大大提高了全身總負擔的耐受度，因此過敏的症狀得以緩解。這是中醫和營養療法所能發揮的治療過敏最大極限，但若加上我一直提倡的正確飲食、天然環境、規律作息、壓力釋放、身心運動，那麼就可以真正徹底改善體質。如此一來，身體的運作將提升到另一個更高層次。

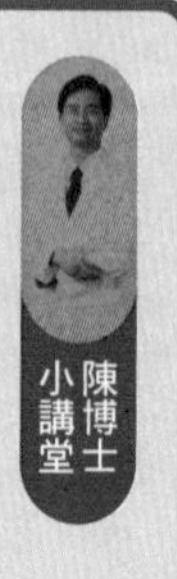

針灸治療，技術好壞是關鍵

要讓氣喘的病人平靜下來，針灸的技術很關鍵，以下是我的臨床經驗分享：

首先，扎針時不可以讓病人感覺到痛，也就是不能扎到血管或神經，病人應該沒有感覺，或是感覺到一點痠痠的，很舒服才對，留針至少四十分鐘以上。如果病人感覺到痛，會讓身體出現防禦機制，效果就不好。因為我們的神經系統包含了促進性（Facilitative）和抑制性（Inhibitory）的神經網路，如果扎針讓身體出現了痛覺後，抑制性的神經網路便會啟動，抑制針灸訊號的傳遞，到時就會事倍功半，有時怎麼治療都不會有好效果。反之，如果針灸時，並沒有讓身體出現痛覺，而是有一點點痠、舒服的感覺，最好再搭配暖暖的遠紅外線照射，此時，促進性的神經系統便會被激活，因此就算只有一點點效果，我們的身體也會自然將它加乘加倍，總效果就會很明顯。

另外，穴道要扎得深、扎到位。我的經驗告訴我，每一條經絡都有表層和裡層。例如，足三里這個穴位，下針〇・二寸就有初步的效果，但是，下到兩寸時，又遇到深層穴位，效果最宏大。針灸書上雖然說只要扎一寸半，但我發現實際上扎到兩寸，才能發揮最大效果。這時候要幫患者蓋上被子，照遠紅外線，幫助他的身體暖和，激發副交感神經。一旦副交感神經被激發起來，我們就會很放鬆，變得很想睡覺，此時氣喘在不知不覺中已悄然退去。扎對穴位，拿捏得當，周遭條件配合得宜，人體的交感與副交感神經就會恢復平衡，這時過敏的症狀就可以緩解下來了，長久幾週下來，定期治療，就會把體質調整好，既治標又治本。

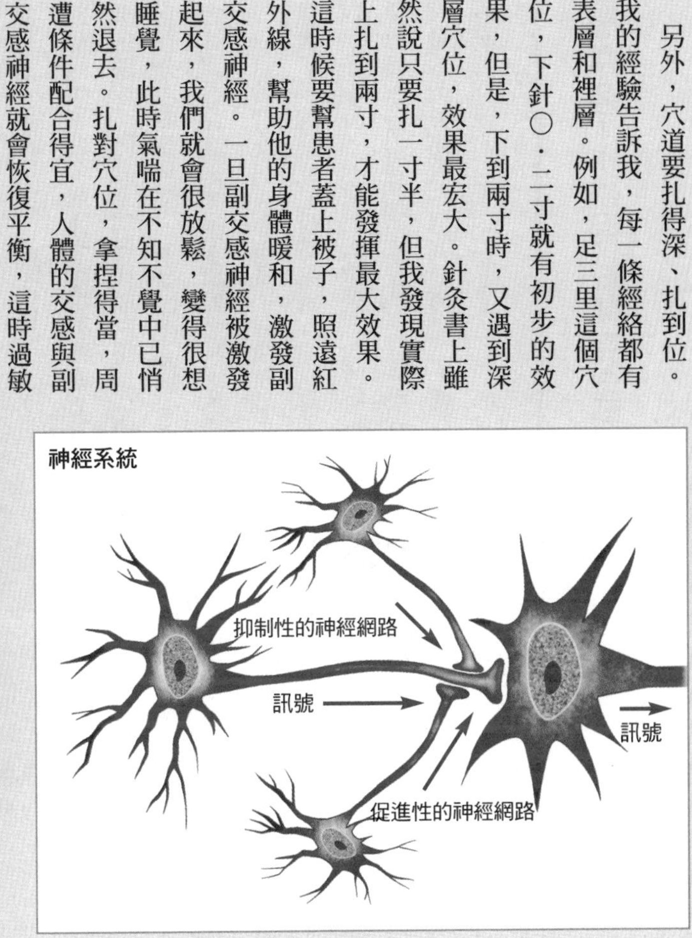

第四節

過敏急症——全身性休克自救法

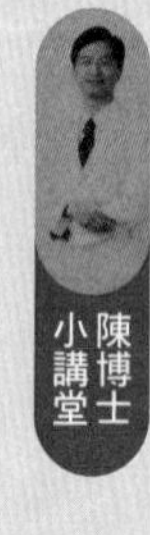

為什麼氣喘的人晚上睡不好？

有氣喘的人，為什麼會睡不好呢？這是因為三更半夜是人體腎上腺皮質醇分泌最低的時候，因此氣喘發作最為嚴重（腎上腺皮質醇就是類固醇，只不過，這是人體自行分泌的荷爾蒙，不是經由藥物而來的）。等到天快亮的時候，腎上腺皮質醇又會大量分泌，氣喘於是就會奇蹟似的自動平息。

有氣喘病史的人都知道，氣喘經常在午夜發作。那時，眼睛、大腦都很疲倦、想睡覺了，但是支氣管卻痙攣（因為腎上腺皮質醇分泌太少了），無法順利呼吸，所以無法睡覺，一直到天快亮時，才可以比較舒緩而慢慢睡著（因為腎上腺皮質醇大量分泌）。所以氣喘患者晚上會睡不好，就是受到日夜荷爾蒙的影響。腎上腺皮質醇是白天分泌的「日間荷爾蒙」，因此在晚上便缺乏這種荷爾蒙，導致人體的過敏容易發作。

方法：隨身攜帶腎上腺素注射器（Epi Pen），在緊急時趕快往大腿扎一針。

有人說：「過敏不會要人命」，其實是錯誤的觀念。像令人懷念的歌星鄧麗君就是因為氣喘發作而在泰國逝世。要知道，任何過敏都可能引起急性的全身性休克，導致全身或是局部腫大、呼吸困難，最終休克死亡。雖然這些人占所有過敏人口中的極少數，但這些人會因為吃到海鮮、雞蛋、芒果、盤尼西林，或是聞到香水、化學溶劑、花粉，接觸到橡膠手套、野草或是遭昆蟲叮咬後，引發全身性休克。

目前這類的人，在台灣也越來越多了，雖然台灣醫院分布較美國密集，所以臨時緊急送醫也可能來得及，但是我還是建議中重度的過敏患者，最好能在家中或隨身攜帶腎上腺素注射器，並經由醫護人員指導，在緊急狀況時知道如何自我注射以預防休克死亡。特別是那些住在交通較不方便的偏遠地區或是出外旅遊的人，更要攜帶腎上腺素注射器。如果是在大都市裡，由於大醫院林立，比較容易在短時間內（十到十五分鐘）送達急診室急救。

另外，過敏緊急發作時，針灸和同類療法一樣也可以達到立即處理的效果，只不過要在緊急狀況下，找到針灸技術高明、或是能正確辨證、製造正確同類療法製劑的醫師，實在太難了。

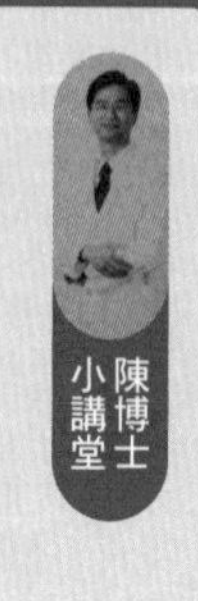

為什麼過敏會導致休克？

常看新聞的人會發現，現在有越來越多的人，對某一些特定食物（例如花生、雞蛋、牛奶等）有相當猛烈的過敏反應，有時甚至會休克死亡。這種過敏性休克，是身體產生一連串快速連鎖反應（Cascade）所引起，這是所有過敏症狀裡頭最嚴重、最劇烈、最致命的一種反應。

由於現代人體內的毒素越來越多，西藥越吃越多，免疫系統越來越不穩定，所以很容易造成過敏性休克。在美國，家庭醫師通常都會提醒過敏患者，要隨身攜帶一根含有腎上腺素的注射針，如有過敏性休克發作時，隨時就往大腿上扎一針，來拯救自己的性命。

我要特別提醒讀者，如果你吃到某種食物時，會出現嚴重的過敏反應，例如整個臉腫起來，腫到甚至看不出你原本樣貌時，就要非常小心。因為這樣的過敏反應可能會一次比一次嚴重，最後有可能會引發過敏性休克。

過敏疾病緩解法一覽表

	輕度	中度	重度
過敏性鼻炎	維他命C500mg、生物類黃酮250mg槲黃素250mg（C黃酮+槲黃素）。急性發作時，每隔5分鐘，各口嚼一顆，直到症狀緩解。用野生玫瑰花瓣萃取物500mg也有效果。專攻過敏的三種強效益生菌對有些人的效果也很快。 慢性保養：每天3至6顆C黃酮加槲黃素口嚼或吞服。	除了輕度療法，再服用中藥： 熱性體質──蒼耳子散 寒性體質──辛夷散	除了中輕度療法，再加針灸： 迎香、合谷、曲池、足三里、風池、太陽、印堂、阿是、耳針、百會
氣喘	同上	再服用中藥： 寒性體質──小青龍湯 熱性體質──麻杏石甘湯、定喘湯	再加針灸： 足三里、三陰穴，穴位埋針；溫灸或是遠紅外線照射。 吸入：谷胱甘肽劑
過敏性皮膚炎、蕁麻疹、濕疹	同上，可用吞服。 外敷：Herbal Ice藥膏	再加中藥： 內服：消風散、桂枝湯、四物湯 外洗： 1.銀花、連翹 2.三黃洗劑（大黃、黃柏、黃芩）	再加針灸： 足三里、三陰穴、曲地、血海、太衝 吸入：谷胱甘肽劑
食物過敏	同上，可用吞服。 醫療斷食2天 （水必須潔淨）	醫療斷食3天 （水必須潔淨）	再針灸： 足三里、豐隆、百會 麩醯胺酸4.5~9克/天 醫療斷食3天以上 （水必須潔淨）

上述依照輕中重度的過敏自救法，主要是針對呼吸道的過敏症狀，雖然對於其他如皮膚等過敏疾病也有功效，不過療法上有所差異。第一一五頁表是針對不同的過敏疾病，依照輕中重程度的不同，所做成的緩解療法總整理，提供給讀者參考。

對付過敏的萬靈丹——清水斷食法（Water Fasting）

方法：斷食期間只喝水，不從事浪費體力、腦力的工作。（牽涉醫療專業，因此不建議自行進行，最好到二十四小時醫師駐守的斷食中心進行。）

其實，對付過敏還有一個超級法寶，是最厲害的，不需要吃中藥、針灸，也不用吃營養補充品，只要你願意配合的話，幾天之內，過敏症狀一定會得到改善，那就是清水斷食。

所謂的清水斷食，就是不吃所有的食物，只喝水。因為慢性食物過敏正是所有過敏疾病的大本營，因此當我們在過敏發作時，如果停止進食，那麼腸胃道就會淨空。腸道裡面沒有食物，慢性食物過敏的亂象就會慢慢消退。肚子裡面清爽了，體表的過敏症狀也會跟著消退，於是過敏就奇蹟式的康復了。

另外，當我們停止進食之後，大腦意識到沒有食物進來，人體不能沒有熱量來源，因此為了「求生」，為了「節約能源」，大腦就會命令身體，將許多浪費能量、不必要的活動停止。「發炎」就是非常浪費能源、浪費體力的活動，所以一旦斷食，大腦會命令正在發炎或過敏部位的白血球，通通回家待命，不要再鬧了！白血球的家就是淋巴（Lymph）、血液（Blood）、脾臟（Spleen），白血球突然間全部回家，不再發炎，於是發炎和過敏的反應也就跟著被停掉了，整個鼻子、氣喘、皮膚的過敏反應也就跟著全部消失了。

這很像一個到處在示威遊行的國家，突然間敵人攻打過來，國家頒布緊急戒嚴令，所有的示威群眾被徵召回去當軍人或護士，以準備捍衛國家。如此一來，街道上示威暴動就平靜下來，國家變得很有秩序。

依我臨床上的經驗，只要斷食兩天，嚴重的花粉熱、氣喘發作、鼻子過敏等毛病，甚至被蜜蜂叮咬而引起的急性過敏，都有立竿見影的效果。幾乎可以這麼說，清水斷食是我親身經歷、驗證過，效果最神奇、威力最強大的自然療法。

十年前，我住西雅圖，有一次花粉熱，就是藉由斷食兩天之後，完全恢復正常。儘管後院到處都是花粉飛揚，但我的鼻子和眼睛卻已經絲毫不受影響，比正常人還正常。因為斷食徹底清除腸胃的負擔，大大提高了對花粉的容忍度。後來，儘管過敏幾乎很少再來找我麻煩，但因為回台定居，日常生活難免還是會接觸到許多毒素，因此我的身體通常每隔半年就會自覺性的想要斷食，至今也斷食過八次，一次比一次有心得。

清水斷食，不僅對慢性過敏的人有用，如果因為接觸、吸入或是吃到會引起急性過敏反應的過敏原，斷食也是相當有效的。我的大妹，就是最好的例子。

Jessica Chen 有一次被蜜蜂叮到，全身起疹子、發癢、紅腫，一直都消不下去。到營養品專賣店買了維他命C和生物類黃酮來吃，但卻沒什麼起色，最後只好求診於西醫。經過吃藥、打針後，她的過敏症狀雖然暫時被壓下去了，但沒多久又會復發，令她非常難受。最後西醫告訴她，因為過敏不好醫治，因此建議她採用免疫抑制劑，連續治療五年，但不保證治得好，而且治療期間如果被蜜蜂再叮到，可能會一命嗚呼。聽到西醫這樣子說，大妹都慌了，趕緊打電話到台灣向我求救。因為我人在台北，她在矽谷，無法面對面看診，所以沒辦法開立正確的天然藥物處方。權衡之下，我建議她進行清水斷食，雖然不必吃藥，但必須在家休息，不准上班。斷食三天後，Jessica難纏的蜂毒過敏已奇蹟似的消退，就像我之前在西雅圖的花粉熱一樣，消退得非常迅速而且徹底，比任何藥物效果都好。

斷食沒有一定的期限

斷食該斷多久，很難有統一的標準，因為這要看每個人的身體狀況而定。通常比較不嚴重的過敏，清水斷食兩天左右，就可以見到效果，但如果是嚴重的自體免疫疾病，有時候甚至要一個星期以上。在此，要特別說明一下，這種斷食法又叫做「醫療斷食」，雖然效果神奇，但進行醫療斷食，就好像去打仗一樣，如果沒有受過專業訓練，貿然進行的話，可能會有生命危險，因此提醒讀者千萬不要自己輕易嘗試超過三天以上的清水斷食。最好是到經驗豐富的斷食中心，有專業醫師二十四小時隨時在側，萬一發生緊急狀況，醫師知道如何處理。很多醫療斷食的參與者，都是重病病人，所以身旁二十四小時都必須要有醫師，每天測心跳、血壓、尿液，每週抽血檢查血象、生化指數等等，除此之外，醫師還要進行問診與體檢，掌握每位參與者的健康與疾病狀態。而且遇到緊急狀況，醫師可以利用打點滴的方式，中斷斷食。

在醫療斷食裡，三天的斷食是最迷你的，一般正式的醫療斷食通常都很久，但到底要維持多久，則要看病人的身體訊號而定，醫師通常會等到症狀完全消除後，病人的身體已經復原，才會準備復食。

美國北加州有一家很好的斷食中心，平均斷食天數是二十一天。不過，我去見習時發現，從世界各地飛去斷食的人，大多是重病之人，所以需要斷食那麼久也就不足為奇了。如果是小毛病、輕症的話，斷食的時間就短得多了。進行醫療斷食後，不論是異位性皮膚炎、蕁痲疹、牛皮癬、氣喘、花粉熱、鼻子過敏、類風濕性關節炎、糖尿病、高血壓、胃潰瘍、子宮肌瘤、腸躁症、寄生蟲等，只要病因和飲食有關，斷食療法的效果都很好。

只可惜，目前全台灣幾乎沒有人會做醫療斷食，現在在台灣、日本或美國最流行的斷食營都是進行蔬果斷食。從自然醫學的角度來看，蔬果斷食不能算斷食，因為還是會攝取熱量，所以身體無法啟動「酮代謝」，頂多只能算是「節食」。因此，蔬果斷食的效果並無法與醫療斷食相提並論。另外，蔬果斷食還會有保留飢餓感、可能產生水腫、無法燃燒脂肪，傾向燃燒蛋白質、身體的痊癒速度太慢、長期蔬果斷食遠比醫療斷食更容易造成死亡等問題，所以比較不推薦。

斷食期間的身心變化

所謂的清水斷食，就是身體不要吃任何的東西，只喝水，讓腸胃道可以休息。斷食的時候，身心方面會有許多變化，在此說明如下：

1. 身體危機反應：冒冷汗、心悸等等

首先，在斷食的第一天（約二十四小時內），身體有可能會出現一些危機反應（Healing Crisis），例如非常飢餓，或是輕微心悸、冒冷汗、手腳冰冷等現象，但是只要休息、喝點水、睡個覺，這些不舒服的症狀，很快就會消失不見了。

依我的經驗來看，像手腳冰冷這樣的反應，斷食者自己常常會感受不到，需要由旁人來感覺，或是由溫度計測量才能得知。斷食的人，自己不但不感覺冷，反而會覺得手腳酥麻溫暖，這是很奇妙的現象。另外，在這二十四小時

內，身體多處穴位還會不自主跳動，我把這種現象解釋為：身體組織正透過血管排出毒物和廢物。通常這種生命力的反應，在比較敏感的人身上比較會發現，而最常出現的時間點，是身體狀況由弱轉強的時候。

2.身體排毒反應：發臭

另外，在這個階段，我們的身體會「發臭」，因為身體的一些毒素經由脂肪燃燒，開始被排出來了。斷食最初兩、三天，是排毒的顛峰期，所以身體會最臭。但這種臭味，基本上自己聞不到，你可以請家人幫你聞聞看，有時會有點像死老鼠的味道。我的臨床經驗是：當體內毒素越多時，所排出的惡臭也就會越明顯。這個現象非常奇特，一個人平時好好的，沒有體味或口臭，但是透過清水斷食，卻會發出很奇特的怪味，通常這些味道是非常不好聞的。我常在美國聞過一些斷食者的味道，身上的臭味，站在兩公尺以外都讓人受不了。但很奇怪，等到患者體內毒素排得差不多的時候，惡臭便會慢慢淡去，甚至會轉為體香。

身體要達到體香的時間，因人而異，也因體內毒素總量而定。有人可能兩三天、有人兩至三個星期、有人甚至要更久。如果平常大魚大肉、防腐劑、添加物、味精、壞食物吃太多的人，就越難達到體香。

3. 身體本能反應：喝水

清水斷食的時候，除了水以外，其他東西都不能吃、也不能喝。通常第二天之後，就不會想吃東西，但是，身體的本能會很想喝水，好像想把毒素加速沖刷出來似的。所以，不用特別限定喝多少水，但不用一次喝太多，就是慢慢的喝、隨興的喝。不過要注意的是，一定要喝潔淨的水，不要喝到受污染的水，否則排毒效果不佳。寫稿的此時，我在美國加州發現到一個風光明媚、氣候宜人的原始丘陵，地下泉水源源不絕，來自幾百英里之外的雪山山脈，據化驗堪稱是全世界品質最好的礦泉水，印地安人把這裡的水稱為「療癒水」，我想，未來這個地方如果能開設斷食中心，是最理想不過的了！

4. 精神層面反應：思緒清明

斷食的第二天開始，身體不再會有飢餓感，而且你會感覺到思緒越來越清晰、靈敏，整個人會從物質的層次逐漸提升到精神的層次。世界上很多古老文化與宗教，都會進行斷食修練。印度國父甘地就常斷食，基督教裡面也有禁食

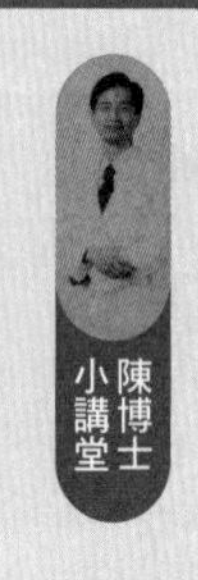

斷食與宗教信仰

為什麼很多宗教不約而同都有斷食的儀式呢?主要原因在於，斷食的時候，必須要克制慾望。食慾是人類的基本慾望，我們一旦可以克制食慾的話，就更容易擺脫其他慾望的牽絆，到達另一個境界了。而且只要熬過「飢餓線」後，不但思緒清楚，甚至有飄飄欲仙的感覺，和宗教的訴求相當密合。所以，很多人類古老文化，例如印度、埃及等等，都有斷食的儀式存在。

禱告，佛教裡面也有閉關修練。斷食的時候很奇妙，人會越來越Spiritual，基督教譯為「屬靈」，意思是整個人越來越脫離慾望，越來越提升到高尚的心靈層次。這是一種很難以形容的體驗。至於佛教界，弘一大師所寫的斷食日記，更能說明斷食之後的精神最佳狀態，他曾經寫下「……心比平時靈敏，頗有文思……」，到了斷食第二週時，甚至已經高達：「……心地非常清、感覺非常靈，能聽人所不能聽，悟人所不能悟……」這幾乎說明了，斷食之後的最佳精神狀態。

斷食後的復食關鍵

斷食之後，何時該吃東西，身體會有訊號告訴你。如果是醫療斷食，屬於長期的斷食的話，醫師會每天監測你的生命跡象，心跳、血壓等等，而身體需要吃東西時，醫生會看得出來，並告訴你如何進食。通常，一開始都是吃些比較清淡、流質的食物，然後慢慢恢復到一般的飲食。

我們要知道，經過斷食之後，身體的感官非常敏銳。此時，你最想吃的東西通常是對身體最好、最有機的食物。我第一次斷食的體驗是，打開冰箱後，就只想吃水果，但很多水果聞起來味道都不對，最後挑選的是一顆熟透多汁、又香又甜的有機水蜜桃。斷食幾次之後發現，復食時的感官非常敏銳，會清楚分辨什麼是健康、什麼是不健康的食物。很多人原本喜歡吃披薩、冰淇淋、烤肉等等，但斷食之後，卻開始對這些味道產生反感，因為這些食物對身體不好。

復食時，最好先從有機的多汁水果開始，甚至應該喝濾掉纖維的果汁，因為突然太多纖維質會加重腸胃道的負擔。另一個最好的選擇就是粥湯，也就是台語俗稱的「ㄤˋㄇ」。我們可以拿個大陶鍋，放兩湯匙的糙米、幾根青蔥，整鍋加滿水，大火煮滾之後，換小火煮兩個小時，就可以了，這時候鍋子裡頭是濃濃的半透明粥湯，米粒不要吃，只要喝湯就好。這種食物非常適合斷食之後的復食。斷食時，本來身體無力、偏冷，但喝了粥湯之後，身體馬上恢復元氣，而且開始溫暖起來，效果比打點滴還好。

吃過幾餐粥湯或果汁後，可以開始吃點稀飯、豆腐、根莖類蔬果，慢慢再來是葉片，幾餐之後，最後才是肉類和油脂。當我們復食後，最好可以盡量維持清淡、正確的飲食，如果又開始大魚大肉了起來，甚至壞零食通通來者不拒，那麼之前的斷食效果很快就會前功盡棄，身體機能又會開始出問題。

斷食療法的迷思

迷思1／斷食期間活動照舊？

很多未經專業訓練的斷食營，都犯了嚴重的錯誤，例如他們會在斷食時做運動，但這其實是萬萬不可的。輕者會造成身體不適，產生危機反應，嚴重的話甚至導致休克。正確的斷食營裡，應該是一群人坐著或躺在長椅上，蓋著薄被，或者在微風徐徐的溫暖花園裡作日光浴，絕對不可以做體操或爬山健行。

在此特別強調，進行清水斷食期間，千萬不能從事耗費腦力或體力的工作，所以進行斷食療法時，一定要請假在家休息（或是住進斷食中心裡面）。如果初學者想要在家試試，可以先從為期兩天的「週末斷食」開始。配合上班的作息，星期五中午吃飽一點，下午回家之後就不再進食。一直到星期天晚上或星期一早上，才慢慢恢復進食。

斷食的時候，我們身體會很想要「節約能源」，所以如果在斷食時，我們仍進行爬山、走路、用腦這些耗費熱量的活動，那麼身體就會進入兩難的抉擇，到底該節能，還是蠟燭兩頭燒？身體該怎麼辦？於是就會啟動緊急系統，分泌腎上腺素，跟著身體就會出現心跳加速、心悸、發抖、畏寒、胃痛、頭暈眼花、冒冷汗等一系列症狀。所以，我特別強調，斷食期間千萬不可運動。不過坊間很多斷食營，會叫學員運動，然後把誘發的危機反應，解讀成身體的好轉反應，這是相當錯誤的觀念，需要更正，請特別注意。

另外，或許會有人認為，斷食不要浪費體力，是可以理解的，但是為什麼也不要耗費腦力呢？只是動腦又有什麼關係嗎？當然有！因為科學早已證實，腦力所耗費的能量，其實是比體力還要多的。我很多年前就發現，用功讀書比運動還容易肚子餓，週末放假當空呆子，一整天下來都不會餓。所以不要以為上班沒有耗費體力，斷食必須請假在家，不可從事腦力活動。

迷思2／斷食會導致生命危險？

很多西醫對斷食的認識僅止於不良斷食所誘發的「危機反應」，所以認為斷食會對身體造成許多傷害，甚至警告會導致器官衰竭、休克死亡等。清水斷食，真有這麼危險嗎？其實也不需多加辯解，從人類歷史上看，就可以發現很多名人都有長期斷食的體驗，他們不都是熬過來嗎？世界上的古文化和古宗教，幾乎都有斷食的存在，我們不也都活下來了？人體所積存的養分，其實是夠我們撐過斷食療程的。根據美國斷食論文的統計，二十世紀以來，一直到一九八五年之前，共有數百人參與過醫療斷食，但這之中死亡的只有七位，而這七位當中，有五位在斷食時服用西藥，（斷食時服用西藥或維他命都很不妥當），另外兩位對整個斷食過程交代不清。試想，通常會參與醫療斷食者，都是一些重病患者，例如嚴重的癌症、高血壓、心臟病、糖尿病等患者，這些患者本來死亡率就高，但反而參與斷食時，絕大部分都沒有死亡，可見斷食本身危險性並不高。

雖然斷食很安全，但是若有下列情形的人，例如嚴重貧血患者、正在懷孕、正在哺乳的人、紫斑症、嚴重營養不良等等，還有年紀過輕的幼兒，都不適合從事斷食。

第四章

什麼是過敏？

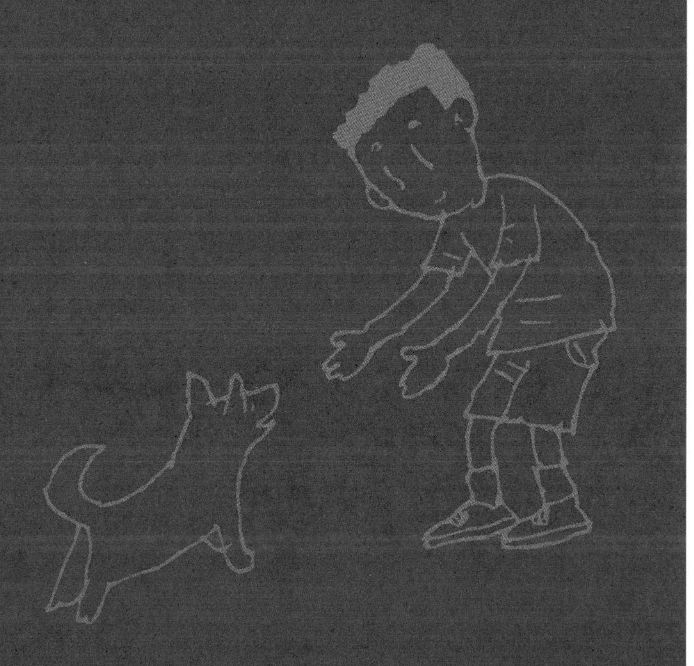

過敏到底是怎麼一回事呢？同樣一種食物，為什麼有些人會過敏，有些人不會？同樣的遺傳基因，為什麼阿公、阿嬤不過敏，小孫子、孫女就會過敏？身體為何會對無害的外來物過敏？又為何有些人會演變成自體免疫疾病？到底身體哪裡出錯了？身體這麼敏感是好是壞？我們的細胞又是如何產生過敏反應呢？又要如何緩解，讓它正常運作，不要太過度反應？想要知道這些，就得先了解過敏到底是怎麼形成的！

過敏其實不算大病，而是免疫系統太敏感了！這些生活周遭常見的灰塵、昆蟲、貓狗毛屑、花粉……等等「外來物」，對人體來說應該是無害的，不應該誘發身體的發炎反應才對。但是，對某些人而言，這些外來物卻會被當成入侵身體的外敵，因而啟動免疫系統的白血球產生抗體，進而分泌細胞激素，於是肥大細胞釋放組織胺與其他發炎物質，巨噬細胞啟動補體反應……等等，這些都是摧毀力很強的武器，目的是要把這些外來物驅逐出境，或是趕盡殺絕。但是，這些反應卻會導致我們的身體出現發癢、充血、腫痛、分泌黏液、支氣管收縮、呼吸困難……等等一連串令人很不舒服的症狀，也就是「過敏」！

發炎並不一定是壞事，發炎是動物與生俱來的生理機制，目的是用來對付真正的入侵物，例如：病毒、細菌、寄生蟲，或是被鐵釘刺傷、皮肉擦傷。發炎可以驅逐外來物、修補組織。但是，**健康的發炎必須速戰速決，例如被蚊蟲叮咬，應該在一、兩天內消腫、修復**。如果被蚊子叮到，一個禮拜後還在紅腫，這就不妙了，表示身體的發炎拖泥帶水，沒有效率。有些人一旦被蚊蟲叮咬或是接觸植物後，甚至引起蕁麻疹或異位性皮膚炎等急性發炎，進而變成難纏的慢性發炎，就是所謂的「過敏」。

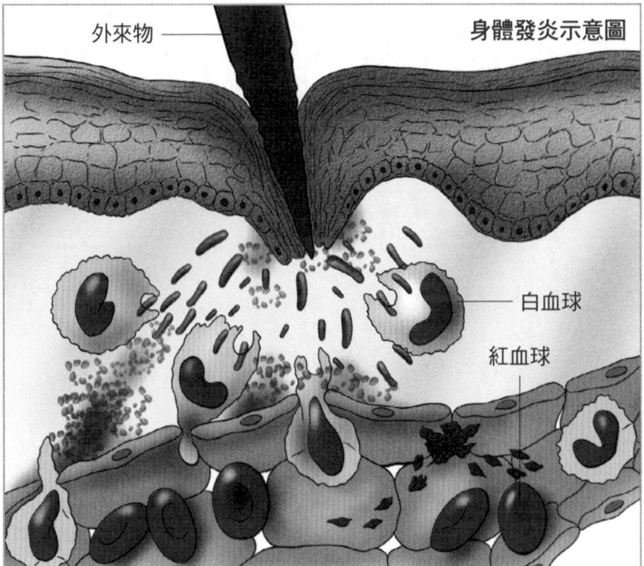

過敏體質除了受基因影響外，也會因為長期接觸過敏原，或是因壓力、失眠導致身體免疫系統紊亂，將無害的塵蟎、花粉、毛髮，甚至雞蛋、牛奶、小麥等食物，錯認為有害的敵人，誘發麻煩的過敏反應，使自己遭受不必要的困擾與痛苦。

接下來我將詳細說明，體內免疫細胞的運作模式，幫助你了解過敏形成的真實面貌。

陳博士小講堂

身體免疫大軍如何分辨敵人入侵？

如果我們仔細分析所有細菌、病毒的成分會發現，這些生物的表面都是由蛋白質的分子所組成的，只不過胺基酸的排列順序不同罷了。而我們身體的免疫系統便是靠辨識這些「蛋白質」，來分辨它們是自己的，還是外來的；是敵人，或是自己人。

有一些無害的塵蟎、奶蛋表面上的蛋白質，會被有些人的免疫系統誤認為是有害物質，因而產生抗體，下次再遇到時，就會誘發過敏反應。所以，會誘發過敏反應的東西，不管是粉塵、昆蟲、食物，通常是含蛋白質的成分。非蛋白質的成分，其實不容易誘發過敏。這也就說明了，為什麼葉菜根莖類食物不容易過敏，而魚肉豆蛋奶類食物容易引起過敏。

第一節

免疫系統的運作模式

想要看清楚過敏形成的面貌，首先我們就得了解身體的免疫系統大軍如何運作、如何打擊外來入侵者。我們都知道，有些傳染病，例如：麻疹、水痘等等，只要得過一次之後，就不會再度感染，這是因為這些傳染病靠病毒傳播，當麻疹病毒、水痘病毒進入身體後，人體的免疫細胞（T細胞、B細胞）便會對病毒上的一些蛋白質分子（也就是抗原）產生記憶，進而製造出「抗體」。下次當這些病毒再次入侵人體時，血液中的T細胞、B細胞就會馬上辨識出來，並且借用抗體與抗原結合，引發一連串的生理反應，來摧毀病毒。至於身體有哪一些免疫細胞，稍後會再詳細的說明。

所以，當同樣的病毒入侵時，只有第一次我們身體才會發病，如果身體培養出抗體，以後同樣病毒再度入侵，抗體就會馬上辨識出來，早在病毒還沒有發動攻擊之前，就被身體的免疫大軍所摧毀，這就是「免疫」的原理。所以，很多靠病毒傳染的小兒疾病，只要得過一次之後，終身就不會再得（除非病毒發生突變，或是疫苗注射的關係，這些稍後會再詳述）。

其實，從字面上來看，也可以很清楚明白，所謂的免疫系統，就是使人「免」於「疫」情，也就是說免疫系統的功用，在使人體產生「免疫力」，或是俗稱的「抵抗力」。只有在病毒發生突變，也就是表面蛋白質分子結構有變化時，人體免疫系統認不出它來，所以沒有抗體可以對抗它，必須重新製造抗體。這時，身體為了抵抗病毒就會發動攻擊，人就會生病。感冒就是最好的例子。流感病毒很容易突變，今年得到流感，明年還是會得，就是因為流感病毒已經和去年不一樣了，身體辨識不出來，沒有抗體對抗它，所以會感冒生病。

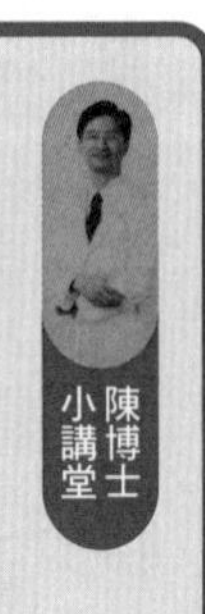

陳博士小講堂

為什麼流感疫苗保護力不佳？

為什麼我會說流感疫苗的保護作用不大呢？因為疫苗是根據去年的流感病毒所製成，而這些病毒在今年可能都已經突變了，所以保護力就沒有辦法完全。甚至流感疫苗常常用錯病毒株，據微生物免疫學博士劉培柏在報刊發表文章指出，台灣在二〇〇一年施打的疫苗是B型流感病毒「類上海株」，但是該年流行的是B型流感病毒「馬來西亞株」。而且自一九九七年以來，台灣流行的B型流感病毒，只有四七%和世界衛生組織（WHO）建議的疫苗抗原符合。總之，我認為打流感疫苗是

「心安」的意義居多，要預防流感最好的方法還是提升免疫力，不能只靠打疫苗。不過免疫力的提升，無法靠西藥，而是要靠我常說的「正確飲食、減少毒素、正常作息、壓力紓解、適度運動」，以及一些增強免疫力的天然草藥與營養品，例如高品質的美洲紫椎花、巴西綠蜂膠、維他命C加生物類黃酮……等等。

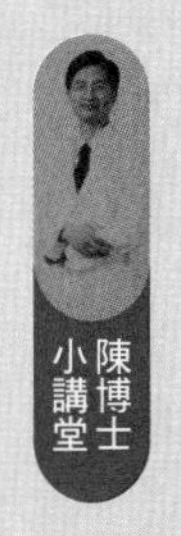

嬰幼兒的疫苗該不該打？

很多人問我嬰幼兒的三合一、五合一疫苗到底該不該注射？其實這是一個很敏感的問題。我的見解和美國最先進的醫療專家同步，但可能和目前台灣的慣例不盡相符。以下提醒三個重點：

第一，常見的嬰幼兒病毒感染，例如水痘、麻疹、腮腺炎、百日咳……等等，這些病毒其實不容易突變，也就是說，小時候得過一次之後，免疫力會持續一輩子，終身免疫。但是如果注射疫苗，免疫力通常只能持續十多年，這是因為疫苗是利用死病毒或減毒的活病毒所製成，並不是真正「完整」的活病毒，無法激發真正完全的免疫力，因此通常每隔十餘年之後，要再追打一次疫苗，否則會有麻煩。什麼麻煩呢？一個男孩小時候打過腮腺炎疫苗，小時候的確不會得腮腺炎，但到了青春期，疫苗已經失去效用，這時，萬一得了腮腺炎，反而會傷害睪丸，造成終生不孕。同樣情況，德國麻疹疫苗消退後，婦女懷孕時萬一感染德國麻疹，會造成胎兒畸形。所以，小男孩、小女孩得到腮腺炎、德國麻疹沒事，打了疫苗，長大後遇到這兩種病毒，反而會有麻煩。我的結論是，要嘛就不打，讓小孩自然免疫，要嘛就要每隔十多年追打一次疫苗，不可以打了一次就以為終身有效。

第二，如果真要打疫苗，越晚打越好，一次打越少種類越好。嬰幼兒的免疫系統在三歲以前尚未發育完全，就像肌肉系統尚未發育完全一樣。我們不會讓小嬰兒在一歲就舉啞鈴、練舉重，但我們卻會在這麼小的嬰兒身上猛打疫苗。我個人認為，嬰兒的免疫系統會因此受傷、錯亂，就像小嬰兒練舉重，肌肉會拉傷一樣。三合一、五合一、六合一，越多疫苗混合在一起，免疫系統越會錯亂。美國腦神經學會的大會上，威廉托切醫師指出，大部分的嬰兒猝死症和三合一疫苗（白喉、破傷風、百日咳）有密切相關。現代人過敏和自體免疫疾病那麼多，是不是和小時候打很多疫苗有關，導致免疫系統混亂？值得懷疑。

第三，到今天為止，大部分的疫苗都還是用「乙基汞」當防腐劑。汞是有毒的金屬，會影響神經的發育與日後的功能。歐美有很多論文，懷疑許多自閉症和汞疫苗有關。除了汞之外，很多疫苗都還含有鋁、甲醛、酚、抗生素、乙二醇，建議施打前，先看看標籤。身為美國正統的自然醫學醫師，我並不反對預防注射，但要仔細挑選疫苗，施打前要先教育病人疫苗的優缺點。在美國，我的診所裡也注射疫苗，但我的疫苗不含防腐劑，要放冰箱保存，即使不得已要用防腐劑，也絕不會用汞或其他有害物質。

身體內的免疫大軍

大家都知道，人體內的白血球，就好比一個國家的軍隊一樣，隨時緊守防線，一旦有敵人入侵，就會反擊，以保衛國民的安全。一個國家的軍隊有陸軍、海軍、空軍、海軍陸戰隊、憲兵、後勤補給等等，人體內的白血球這個免疫大軍，也依照任務和特性的不同，分為顆粒性白血球（Granulocytes）、淋巴球（Lymphocytes）、單核細胞（Monocytes）。顆粒性白血球的「顆粒」，就是用來殺敵的子彈，又分為嗜中性白血球（Neutrophils）、嗜鹼性白血球（Basophils）、嗜酸性白血球（Eosinophis）。淋巴球沒有顆粒，包含T細胞、B細胞和自然殺手細胞（Natural Killer Cells）。白血球的家，通常是在血液、淋巴或是脾臟裡面，但有時也會遊走到組織當中，例如血液中的單核細胞跑到組織當中，就會變成巨噬細胞（Macrophages）等。另外，常駐在組織當中的肥大細胞（Mast Cells）也是白血球的親兄弟，和過敏很有關係。

這些細胞各有負責的功用，像是產生發炎反應來排除或是產生抗體來處理異物等。如果身體的免疫系統用戰爭來比喻的話，白血球就好像是保家衛國的士兵，每一種不同的白血球有不同的任務，而它們所產生的抗體、細胞激素、自由基，就是對抗敵人的武器，只不過有的像是帶有自動瞄準目標的導彈（像是B細胞所製造的抗體，就可

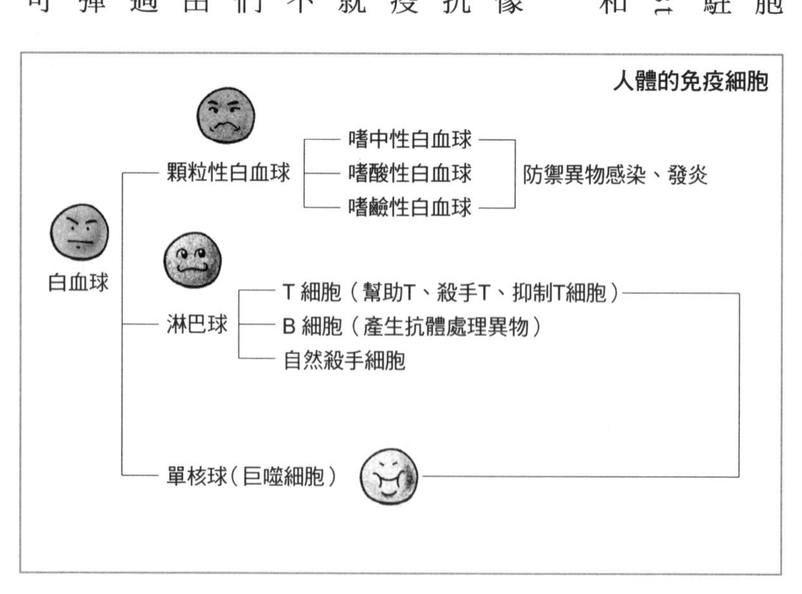

以搜尋特定病毒），而自由基則是子彈，無法分辨敵我，在攻擊敵人的時候，不小心也會誤傷自己的正常細胞。

過敏就是不該發生的免疫大戰

體內免疫大軍的主要敵人，原本應該只是細菌或是病毒，不過當一些「過敏原」進入我們身體時，對某些人而言，卻一樣會引起免疫大軍的攻擊行動，所以才會讓人有許多不舒服的反應。

簡單來說，過敏反應和身體對抗病毒的免疫機制相當類似，只不過要把病毒換成花粉、塵蟎……等「過敏原」。所謂的過敏原，也就是抗原，這些花粉、塵蟎等外來物表面上的微小蛋白質分子，因為與體內蛋白質分子的排列結構不同，所以被免疫細胞辨識出來，進一步產生抗體，也就是所謂的免疫球蛋白E（Immunoglobin E，簡稱IgE）。

當我們的身體第一次接觸到過敏原時，身體尚未產生抗體，所以，沒有過敏反應，要等到第二次接觸過敏原之後，身體有了抗體，免疫細胞才會有一系列連鎖反應。這就是為什麼初到美國都沒事，兩三年之後花粉熱才發作。

過敏原進入身體，接觸肥大細胞表面，和抗體（IgE）結合後，肥大細胞會釋放出許多促進發炎的「顆粒」到血液中，引發身體局部組織或是全身器官的發炎反應。這些「顆粒」包括了組織胺（Histamine）、白三烯素（Leukotriene）、前列腺素E2……等等，高達二十八種。

肥大細胞所釋放的這些顆粒是特殊的發炎反應促進物質，簡稱發炎介質（Inflammatory Mediator），是造成身體一系列不舒服症狀的促進者，許多抗過敏藥物就是在抑制肥大細胞分泌顆粒，所以可以抑制過敏的症狀，例如：抗組織胺、白三烯素抑制劑，甚至天然藥物如維他命C與槲黃素、野生玫瑰的花瓣萃取物，都可以抑制肥大細胞。所以，抗過敏藥物不只侷限於西藥，連很多天然成分也有很好的效果，且沒有副作用。

陳博士小講堂

為什麼過敏時經常會流鼻涕？

如果我們用顯微鏡來觀察一個過敏正在發作的人的黏膜細胞，會發現原來「過敏

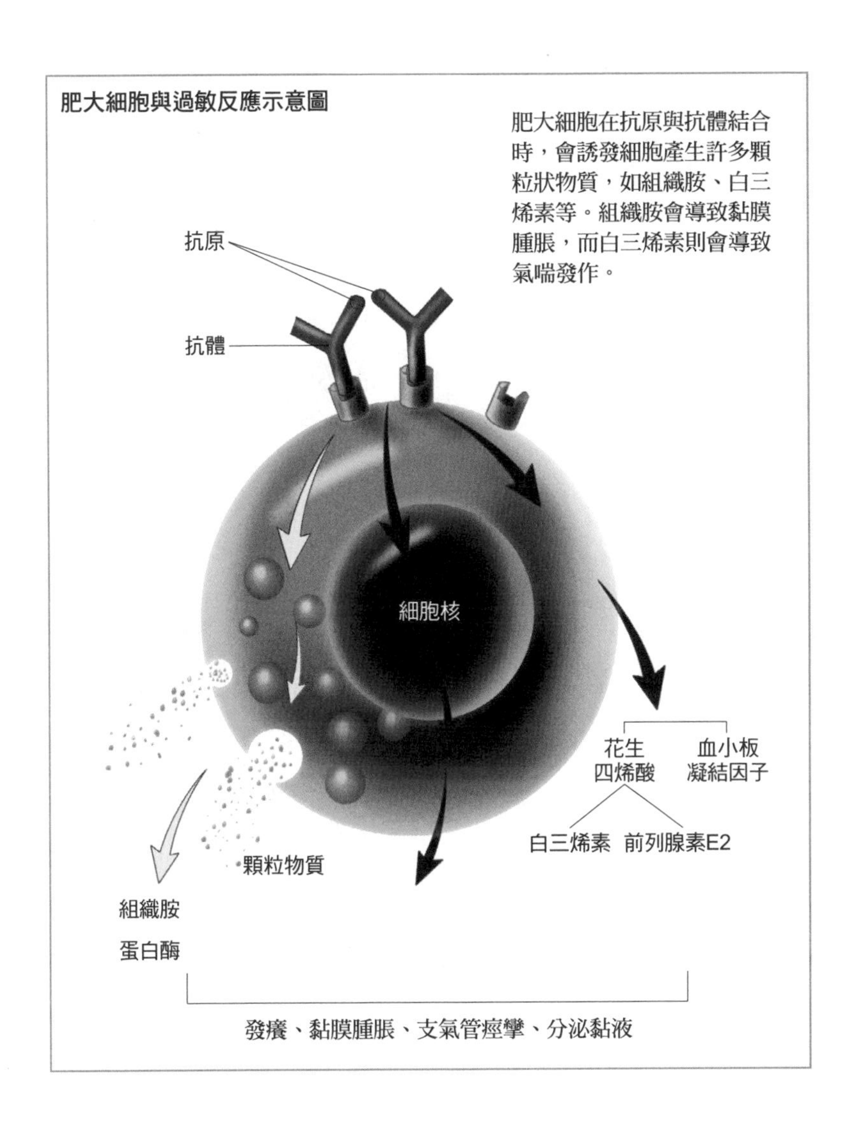
肥大細胞與過敏反應示意圖
肥大細胞在抗原與抗體結合時，會誘發細胞產生許多顆粒狀物質，如組織胺、白三烯素等。組織胺會導致黏膜腫脹，而白三烯素則會導致氣喘發作。
抗原
抗體
細胞核
花生
四烯酸
血小板
凝結因子
白三烯素
前列腺素E2
顆粒物質
組織胺
蛋白酶
發癢、黏膜腫脹、支氣管痙攣、分泌黏液

是肥大細胞不穩定的現象」。肥大細胞大多分布在身體的黏膜處，而我們會過敏的地方幾乎都是黏膜或皮膚。在我的眼中，體外的皮膚和體內的黏膜是一樣的。換句話說，皮膚就是黏膜，黏膜就是皮膚，兩者都是體內和體外的界線。如果還不了解我在說什麼，你可以把身體看成是由外皮膚和內皮膚所包覆，外皮膚就是俗稱的皮膚，而所謂的內皮膚就是我們的消化道黏膜。所以，我們也可把口腔、肺、鼻腔、食道、胃、大小腸的黏膜，看作是內皮膚。從這個角度來看，從口腔、食道、胃、小腸、大腸、一直到肛門這一條管道，其實和外界相通，所以算是體外，而不是體內。這個觀念相當抽象，頗覆一般人的看法，但相當重要，因為這會解釋為什麼過敏都發生在體內和體外的界線上（而不是發生在真正的體內）。

肥大細胞的「家」，就在這個界線上，不是在外皮膚，就是在內皮膚（黏膜）。從下圖中，我

體內、體外示意圖

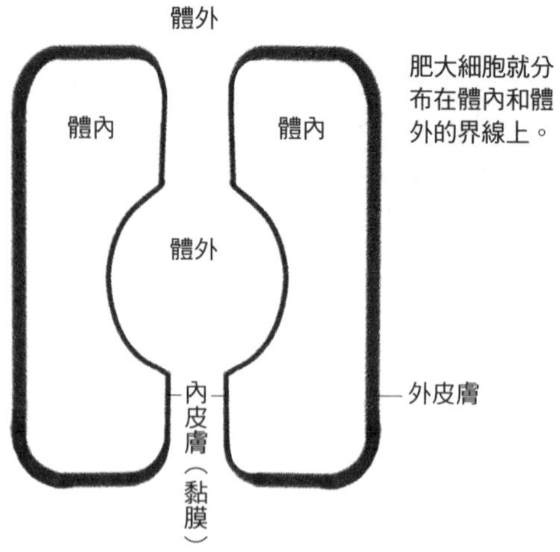

們可以清楚看出，容易過敏的器官都是體內外交界的地方，也就是身體的表面，如：造成鼻子過敏的鼻腔黏膜、形成氣喘的肺部濾泡、引起過敏性結膜炎的眼睛結膜、腸胃道過敏症的腸壁和胃壁等等，這些都是過敏的主要戰場。過敏時之所以流鼻涕，就是因為肥大細胞分泌液體，想把過敏原沖洗出來。

身體的發炎反應

有些過敏原是一接觸到我們的皮膚或黏膜，就會引發過敏，如前述的肥大細胞的反應。但是，有一些過敏原，是被我們吃進肚子裡或是吸進肺部裡，然後進入體內，隨著血液循環被送到身體各處。在這裡，我要提出比較特別的概念。**不管是過敏原或是有毒的化學物質，只要不適合身體的東西，被吃進、吸進、滲進體內，我就把它看成「毒素」**。這是廣義的毒素，不是單指戴奧辛或農藥之類的毒素，所以，在我眼中，過敏原也算是毒素了！

總而言之，外界的「毒物」進入體內，跟著血液循環，從身體的大動脈、小動脈，一直送到微血管裡面。如果我們的新陳代謝不夠快（例如寒冷、不運動、少喝水），或是一下子太多毒素進入體內，這些毒素就會「卡」在微血管的末梢，也就是微血管最豐富的表皮（外皮膚）和黏膜（內皮膚）上。

一旦有異物「卡」在這些微血管裡面，免疫系統當然要想辦法將它們排出來，但是，要怎麼排呢？身體唯一的方法，就是派白血球來清理，此時，從外表看起來，就是「發炎」了！當免疫大軍到達現場來清理時，會產生許多身體的不舒服反應，例如發癢、紅腫、流汁、流膿……等等，這就是我們所謂的發炎反應。

舉例來說，如果這個發炎的反應發生在鼻黏膜，我們的鼻黏膜就會開始發癢、腫脹、發紅、分泌黏液，這就是肥大細胞分泌的組織胺所造成的，這個人就會一直打噴嚏、鼻塞、流鼻水。如果這個發炎反應發生在皮膚，我們可能就會看到皮膚搔癢、長疹子、起水泡、流汁等，醫生可能會診斷為蕁痳疹、濕疹、牛皮癬、異位性皮膚炎等等。

從這個角度來看，皮膚過敏也不是什麼大不了的問題，即使長疹子、流膿、流汁，也不過是身體在「排」過敏原的過程罷了！排乾淨，過敏也就消退了！如果避免吃進、吸進過敏原或毒素，則會加速身體排乾淨，過敏症狀就會加速消失！

為什麼會發炎

廣義來說，發炎有一種是「非特異性發炎」，例如：因細菌感染或是外傷所引起的身體組織發炎，這是大家普遍認識的發炎；另一種則是「特異性發炎」，也就是身體的免疫大軍會針對特別的目標進行防禦和攻擊行動，例如：病毒感染或過敏反應。但不論是非特異性發炎或是特異性發炎，身體的發炎反應其實是種正常的生理現象，目的無非是要：一、摧毀外來物或體內殘缺老舊的細胞；二、修補體內受傷的組織。

身體發炎時，就代表免疫大軍正在進行某種防禦或攻擊行動，此時免疫大軍的武器主要有自由基和發炎介質（也就是之前所提到的，由肥大細胞所釋放的「顆粒」）。不論是自由基或是發炎介質、溶酶體（Lysosome）等，其實都是殺傷力或影響力極強大的武器，如果使用得當，會使發炎反應乾脆俐落、速戰速決，對身體當然利多於弊，但若因種種因素而導致失控，則發炎反應將一發不可收拾，這時恐怕就會「傷及無辜」，讓身體飽受其害，慢性過敏就是其中一例。

打個比方來說，自由基就好比打仗用的子彈，而發炎介質就相當於坦克車，如果免疫大軍將這些武器派用得恰到好處，用不多不少的兵力（坦克車數量）以及士兵子彈都瞄得很準，就可以不浪費兵力又很有效的殺死敵人、結束戰爭。但若士兵胡亂掃射、坦克車大軍壓境，此時流彈不但會傷及無辜，而且太多的坦克車也會破壞建築物與公共設施，戰事更可能因為效率不佳而拖得更久，整個戰場將被蹂躪成一片廢墟。

如何避免發炎「失控」

要避免發炎反應「失控」導致自身受害，我們就應該先了解自由基和發炎介質的本質，如此一來才能對症下藥。

我先前提到過，「自由基」就好比是子彈，是嗜中性白血球、巨噬細胞、嗜酸性白血球、補體反應與殺手型淋巴球用來吞噬、溶解與摧毀病菌等外來物的重要武器。所以**自由基必須被「侷限」在它該發揮作用的戰場，一旦自由基在身體組織或血液中四處流竄的話，我們的身體將未蒙其利，先受其害**。此時，要避免受到自由基攻擊，我們體內的「抗氧化劑」含量就一定要很高，如此一來，抗氧化劑就會中和血液與組織內過多的自由基，使身體不會受到傷害。

由此可知，抗氧化劑是控制發炎的重要物質。可是，要如何產生體內的抗氧化劑呢？其實，我們的身體本身就會製造某些抗氧化劑，但還有一些必須從天然、新鮮的蔬果中攝取。另外，飲食中也有許多油炸物飽含自由基，吃多了，反而增加身體的負擔，所以最好能避免，以免發炎失控。

另外一個影響發炎反應的物質就是「發炎介質」，也就是我先前提到，類似坦克車的物質。這些物質包括前列腺素E2、組織胺、白三烯素、血小板活化因子（PAF）、趨化因子……等等近二十八種。

上述發炎介質通常由肥大細胞或嗜鹼性白血球所分泌，主要目的在於：

一、趨化：吸引帶著「子彈」（自由基）的嗜酸性白血球、巨噬細胞、嗜中性白血球……等等游過來。

二、擴張血管並提高血管的通透性：以方便從身體四處被吸引過來的嗜酸性白血球、巨噬細胞、嗜中性白血球能穿透血管壁，游走到發炎組織處。但血管通透性一旦提高，就會導致組織腫脹。

三、收縮平滑肌：最初的身體機制可能是用來擠壓寄生蟲，使之排出體外，但在過敏反應裡，則會導致很不舒服的支氣管痙攣或腸胃絞痛。

要讓發炎介質不要過度被肥大細胞所使用，肥大細胞的穩定與發炎介質的庫存量就是最大的關鍵了，而這一點，也和我們的日常飲食有很大的關連。因為肥大細胞的細胞膜是由脂肪與蛋白質所組成，因此飲食中的油脂如果富含優質脂肪酸，例如：海豹油、魚油、亞麻仁油裡面的Ω3（Omega 3）的話，就會幫助細胞膜變得比較穩定。另外，發炎介質中的前列腺素Ｅ2是由花生四烯酸（Arachidonic Acid，簡稱ＡＡ）所演變而來，花生四烯酸廣存於陸上動物的油脂中，所以牛、豬、雞的肥肉最好少吃一點，要多吃些不含花生四烯酸的海豹油、魚油、亞麻仁油……等等，因為這些富含Ω3的油會變成有助於消炎、消腫的前列腺素Ｅ3。

總而言之，想要避免發炎失控，最好的方法就是從飲食中去調整。從飲食習慣的改變中，我們也不難發現，為什麼許多發炎性的現代疾病會在近五十年間越來越盛行，因為飲食的改變就是最大的罪魁禍首。可怕的是，大多數人都迷失在無知、方便與口慾當中而不斷往下沉淪，加上許多利益導向、缺乏健康概念的商人推波助瀾，導致我們因為吃錯食物，而飽受現代慢性疾病之苦。

第二節

你的身體負荷過重了

為什麼有些人容易引發過敏，而有些人就不會呢？除了基因的遺傳外，我還要談一個形成過敏的重要機制，那就是全身總負擔（Total Load）的觀念。在主流西醫裡頭，通常會把身體的各個器官分開來看，因此他們會認為鼻子過敏和皮膚過敏是兩個完全不一樣的問題，但自然醫學則會採取比較宏觀的角度。

「全身總負擔」的概念，就是從「全人」的角度出發，來看待人為什麼會過敏或是生病。什麼叫做全身總負擔呢？打個比方來說，一個五百C.C.的玻璃杯，最多只能裝五百C.C.的水，再多就會溢出來。再打個比方，我們都知道下大雨的時候，非得依賴排水溝或下水道系統，將過多的雨水排入河川、流到大海中，如果一時之間雨下得又猛又急，又或是下水道、水溝被堵住導致排水效率不高的話，就會演變成淹大水的慘況。二〇〇九年台灣發生的八八水災，就是大雨遠超過總負擔的結果，這就是「總負擔」的概念。每個城市的排水能力都有一定的限制，在這限制內的雨量，並不會造成淹水的情況；但超過限制越多，淹水的問題就會越嚴重。

同樣的，人體的過敏反應也和城市的排水系統類似。每個人對過敏原與毒素都有一定程度的耐受度，但受到先天遺傳及後天飲食、壓力等不同條件的影響，有的人忍受力高、有的人則相對較低。

換句話說，我們可以將過敏原與毒素當成「降雨量」，身體肝臟的排毒功能就好比是城市裡的「排水溝」與「下水道」，而汗液、尿液、糞便就是「河川」及「大海」。因此，當你生活周遭的過敏原與毒素的「總量」，在你身體可以排除的範圍之內的話，你就不會出現過敏反應；反之，若你身體的肝臟解毒、排除過敏原的能力不好，或一時入侵的毒素或過敏原太多，你的身體就會出現過敏反應，好像淹大水一般。

過敏的大本營——腸胃道過敏的影響

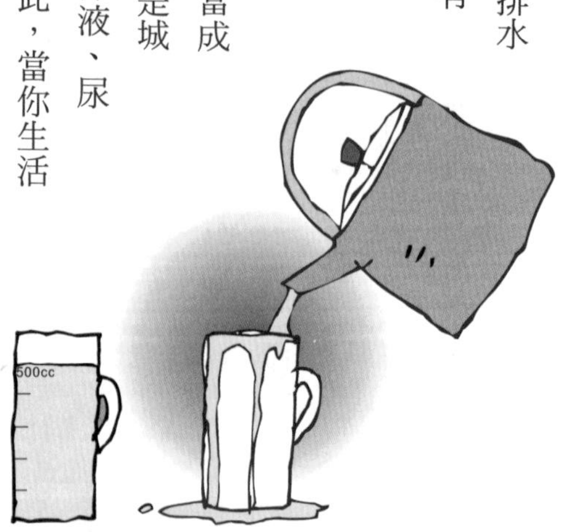

一旦超過身體總負擔，就會引起過敏反應。

我們在前面章節說過，腸胃道是人體最大的免疫器官，而大多數出現鼻子過敏、眼睛過敏、皮膚過敏、氣喘、慢性中耳炎等症狀的人，幾乎腸胃道也會出現食物過敏的症狀。也就是說，腸胃道的狀況好或不好，直接影響到過敏的「全身總負擔」。我再講清楚一點，當一個人的腸胃道（最大的免疫器官）沒有受到太多過敏原干擾的時候，他的身體就有足夠的「容量」去包容較多的過敏原或毒素，如同一個半滿或是三分之一滿的杯子，有能力可以接受多一點點的水，也不會溢出來。但是如果腸胃道已經有嚴重的食物過敏症狀，就像是已經九分滿的杯子，只要再聞到或接觸一點點過敏原，身體就會不堪負荷，出現鼻子、皮膚、氣管的過敏發作，如同潰堤的水庫一般。因此，**想要避免過敏，就應該優先將腸胃道的過敏問題消除（增加人體對過敏的忍受度）**，如此一來，當我們再接觸到過敏原時，就不會那麼容易過敏了。這是為什麼臨床上，我把病人的慢性食物過敏原找出來，避開不吃之後，全身過敏就大幅消退的原因。

最棘手的腸胃道過敏——腸漏症

腸胃道是否健康，對於身體有相當大的影響。臨床上，我常會看到有些人動輒對二、三十種食物過敏，這是為什麼呢？其實，這已經不單純只是食物過敏的問題，而是腸胃道慢性發炎，導致「腸漏症」（Leaky Gut Syndrome），許多未經消化的食物大分子從腸道「漏」到血管當中，導致誘發嚴重的過敏反應。

我們的腸壁細胞就像是由一塊塊整齊的磚塊緊密黏合而成，並不允許有任何東西漏進去或漏出來，細胞與細胞的結合處（Cellular Junction）是非常緊密的。一旦腸胃道有比較嚴重的過敏發炎反應時，這些腸壁細胞（磚塊）就會腫脹，於是磚塊與磚塊之間就會出現間隙（Cellular Gap），導致未消化完的食物跑到血液，繼而到達身體其他組織中。這種俗稱的「腸漏

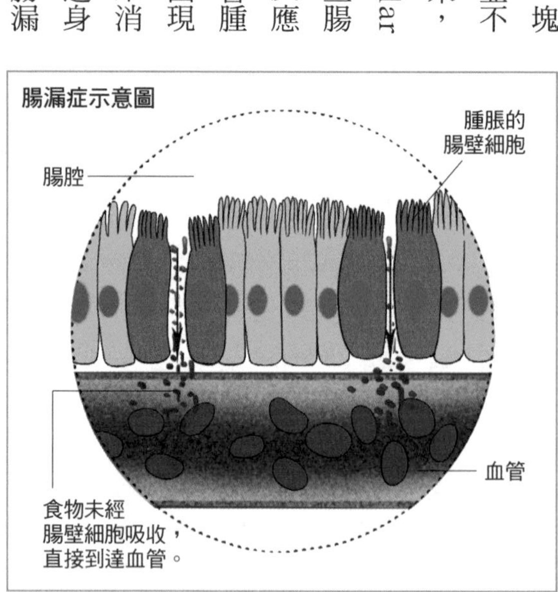

症」所引發的問題相當大，因為這些未消化完的食物一旦進入血液中，幾乎被身體視為毒素。（在我的定義當中，凡是人體不適合的物質就可視為毒素。）

因此，我們的免疫系統（白血球）就要去捕捉這些毒素。這時，已經不是單純過敏原的問題，而是血液當中進來了許多不該進來的東西，我們的血液其實是不容許未消化的食物進入的。之前有提到，身體是利用辨別蛋白質的結構來分辨敵我，因此這些未消化的食物一旦進入血液之中，就會被認為是外來的敵人。總而言之，這些蛋白質引起了身體免疫系統的錯亂，一開始可能先引來巨噬細胞將這些蛋白質「吃掉」，可是這樣的消滅行動太慢，而入侵的蛋白質又太多時，B細胞就會開始記住這些蛋白質結構（抗原），並製作很多抗體（導彈）主動尋找抗原，然後誘發一連串的發炎反應。

有人也許會納悶，為什麼治療過敏，一定要從腸胃道著手，而不單單處理皮膚、氣管、鼻子呢?主要的原因還是「全身總負擔」的概念。不管是慢性腸胃道過敏或是腸漏症，過敏的大本營都是在腸胃道，而且腸胃道是人體最大的免疫器官。我常說，治病要求本，擒賊要擒王，如果把腸胃道過敏消除，全身的過敏現象就會消退，腸漏症要如何治療呢?這個臨床上頗為棘手的疾病，我發現用醫療斷食或麩醯胺酸（Glutamine）的效果很好。前者不容易施行，但後者就方便多了，只要每天補充腸壁細胞修補時特別需要的胺基酸——醯胺酸四．五～九公克，加上維他命C、生物類黃酮、槲黃素、腸益菌，腸漏症就可漸漸復原，過敏症狀就可大幅減退。原本對二、三十種食物嚴重過敏，慢慢調整之後，可能就降到六、七種，再繼續努力，最後可能只剩二、三種。

大內解毒高手兩難——肝臟排毒的影響

既然提到「毒素」，我們就順便來談談真正的毒素。我們身體內的毒素，除了從鼻子吸進、嘴巴吃進、或是透過皮膚吸收之外，還有很多毒素其實是自己新陳代謝所產生，或是腸道壞菌所產生。凡是毒素一多，一定會干擾免疫系統，甚至會誘發過敏反應。環境或飲食中許多毒素，例如某些化學溶劑或某些西藥，其實並不是過敏原，但卻也會引發過敏，醫學上將這些毒素通稱為不完全抗原（Hapten），因為它依附在抗原上，就會誘發過敏反應。

不管是什麼毒素，我們可以粗分為水溶性和脂溶性的毒素。水溶性的毒素可以藉由多喝水的方式，由腎臟排出（以尿液的形式），但是脂溶性的毒素不溶於水，無法透過腎臟排出，所以這些毒素便會被血液帶到肝臟，藉由肝臟的解毒功能，將這些脂溶性的毒素轉變成水溶性的。不過原本脂溶性毒素的毒性可能還沒很強，一旦轉變為水溶性之後，毒性會大大增強，這就是肝臟解毒的第一階段。

肝臟解毒的第二階段是將很毒的水溶性毒素再轉化成不毒的水溶性毒素，最後以糞便的形式從腸道排出。

第一階段肝臟解毒的產物，是水溶性的超強毒素，它是以自由基的方式在破壞身體，自由基會引起發炎反應，引起心血管病變、過敏、自體免疫、癌症等疾病。換句話說，如果肝臟的第一階段功能很強，但第二階段很弱的話，身體就會出現很多有毒的物質，但又排不出去，這樣的人容易生大病，當然也容易過敏。

反之，如果第一階段比較弱，體內容易囤積一些脂溶性的毒素無法排除。這類的人會很敏感，像我就是，因為肝臟不太會解毒，因此經常一喝酒就臉紅、喝個咖啡就睡不著。

最好的情況當然是第一階段很強、第二階段更強的人，但是這種人畢竟是少數，一般人都需要多吃蔬果或服用排毒營養品來強化肝臟第一或第二階段的解毒功能，以幫助身體去除毒素。有關解毒與排毒的對策，在我的其他著作中有詳細介紹。

體內毒素太多而引起的過敏或自體免疫疾病，看起來很難治療，但我在臨床上用排毒的綜合方法，常常可以讓複雜的問題迎刃而解。畢竟，人體還是有自癒能力，只要我們將體內的毒素、代謝物、過敏原有效率的排出體外，身體就會感覺到清爽、舒適，眼睛也會很明亮，體力會變得較充沛，自癒力也會被啟動。不但過敏症狀可以逐漸改善，甚至連其他很多隱疾也會慢慢的自癒，這就是自然醫學神奇的地方。

你已經不是你了——自體免疫與排毒

既然講到排毒，我在此要特別補充一個劃時代的概念，可以拯救千千萬萬深受自體免疫疾病之苦的病人。有效的排毒方法，不僅可以醫治過敏，更重要的是，它對自體免疫疾病的療效有不可取代的重要地位。

我們要知道，所謂的自體免疫疾病，就是我們的免疫系統主動攻擊我們的身體，也就是我們對自己的身體產生過敏。依據我過去十幾年的經驗與觀察發現，凡是有自體免疫疾病的患者，以前一定有過敏疾病，但都沒有處理好，本來只是對外來物過敏，但後來卻發生錯亂，開始對自己的身體也產生過敏了。例如，類風濕性關節炎，就是慢性食物過敏演變成對自己的手關節產生過敏，因而持續發炎，紅腫熱痛，甚至變型。而紅斑性狼瘡，也就是蝴蝶斑，也是從對外來物過敏，演變成對自己的皮膚過敏，到後來甚至嚴重到對自己的腎臟過敏，引起腎臟敗壞的問題。而很多年輕男性好發的僵直性脊椎炎，則是對自己的腰椎過敏，引起關節發炎、黏合，最後導致脊椎僵直、行動不便等等。

為什麼我們會對自己的身體過敏呢？這問題目前的爭議性仍很大。傳統的西醫醫學觀念會認為，會有自體免疫疾病，是因為我們的「免疫細胞」出現了「混亂」，誤以為自己的身體所產生的蛋白質是外來的，因而開始對器官產生過敏反應，這也是為什麼會叫做「自體免疫」的原因。但現在自然醫學有一個全新、很顛覆的觀點，提出一個截然不同的概念，我認為比較貼近事實。這個觀點認為，自體免疫其實不是對你自己過敏，身體並未錯亂，依舊對外來物過敏，但是，「你已經不是你了！」

當你的免疫系統對自己的關節、皮膚、結膜、腺體、腎臟產生過敏時，你確定你的關節、皮膚、結膜、腺體、腎臟，一〇〇%還是你自己的嗎？這樣的說法聽起來很弔詭，但這就是我要說的重點：你所認為的關節等組織或器官，在你的免疫系統「辨別」下，其實已經不是你自己的了，因而才會引起過敏。

為什麼會這樣呢？因為你的關節等組織或器官上面布滿了毒素，毒素和你細胞上的蛋白質結合，讓你的免疫細胞錯認那些布滿毒素的組織或器官為外來的敵人，所以才會出現過敏反應。這就好像一個人頭上戴了一頂帽子之後，他家的小狗可能認不出他，開始對他又吠又咬，因為在小狗的眼中，主人已經不是主人了。

在免疫細胞的辨識下，此時的「你」，

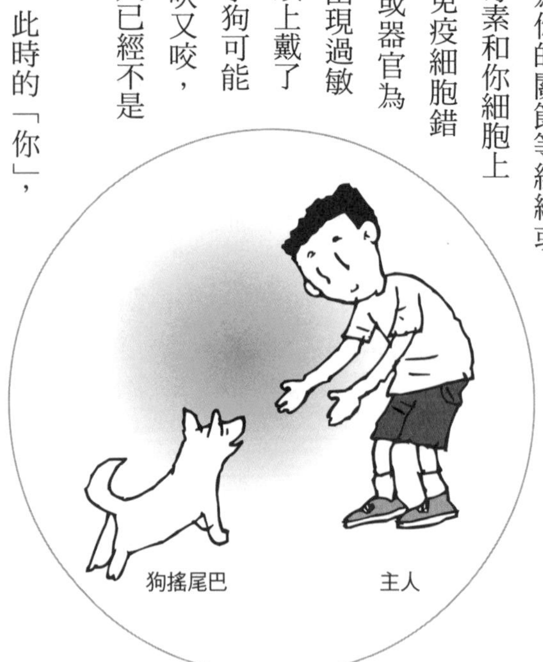

（1）狗看到主人會搖尾巴

是「加上一頂帽子的你」，所以只要拿掉帽子，你就會變回原來的你。也因此，只要把身體的毒素去除，你的免疫細胞就不會再對自己的組織或器官過敏，因為免疫細胞根本沒有錯亂，它不會攻擊自己人。

在臨床上我也發現，只要將身體器官上的毒素排除，自體免疫疾病幾乎就可以慢慢痊癒。然而要讓肝臟的排毒功能增強，我在美國診所最常用的就是「超級排毒配方」（Super Detox），用了十多年，效果很好。不過礙於國內法令，原裝的版本尚無法引進，只有國外可以買，如果進口台灣，必須根據法規修改成分。目前廠商已進口，但效果如何正在評估當中。

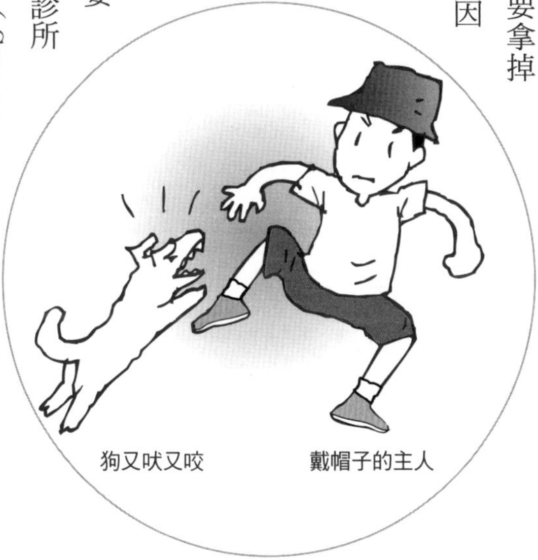

另外，除了服用排毒配方外，我發現還有一個更好的方式，那就是第三章所

戴帽子的主人
狗又吠又咬

（2）主人戴上帽子後，狗就不認得主人了。

介紹的「醫療斷食」。醫療斷食除了治療過敏外，針對自體免疫疾病的效果也是令人嘆為觀止，難纏的自體免疫疾病，可以在幾天之內出現戲劇性的轉變，只要徹底配合，根治並非難事。

第五章

為何會過敏？

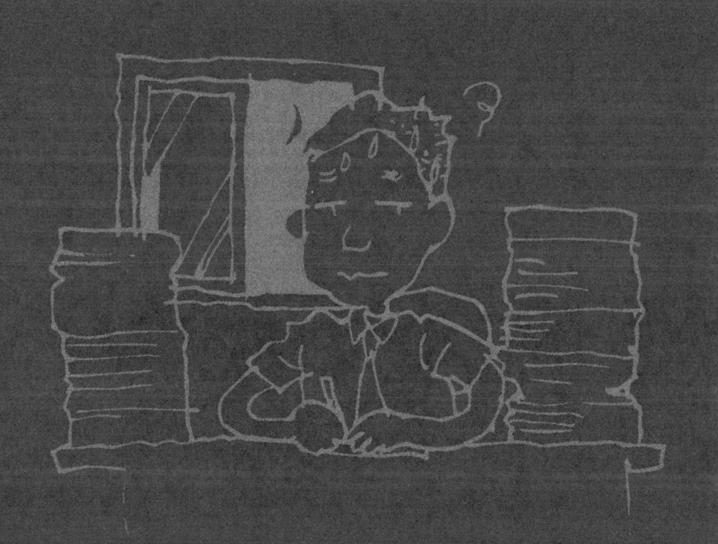

根據台北市立聯合醫院調查，二〇〇七年台北市一年級的小學生二〇．三%有氣喘；然而三十年前，台北市兒童的氣喘盛行率卻只有一．四%！為什麼台北市的氣喘兒越來越多？有人說，氣喘是遺傳的問題，但我常反問患者：會過敏的基因既然是阿公、阿嬤遺傳給你的，為什麼古早的人沒事，現代的你卻會嚴重到氣喘發作？

在現代的台灣，過敏幾乎是「人人有獎」了，不算什麼稀奇毛病。為什麼會有這麼多人過敏呢？是過敏基因突變了，還是我們人類變脆弱了？或是有其他因素？這一章節，我們就來搞清楚：你到底為什麼會過敏！

為什麼現在過敏的人這麼多？以前的老祖宗同樣也活在這個地球上，也是吃著五穀和家禽家畜，為什麼他們過去不受過敏困擾？如今，我們生活越來越便利、物資越來越豐富，但是小病卻越來越多，這是怎麼一回事？

過敏雖然是基因遺傳，但也會因環境污染、飲食錯誤、生活作息紊亂而誘發，所以，雖然是一樣的基因，但現代人由於生活方式和祖先不同，因此很容易誘發過敏。要根除過敏，我們不能不徹底了解過敏，以下是過敏的成因，我們來仔細探討一下吧！

遺傳到過敏基因

「醫生，我的孩子會不會有過敏體質啊！」很多孕婦在懷孕的時候，經常會問醫生這句話。醫生的回答往往是：「如果妳和妳先生有過敏的話，那麼小孩子過敏的機率很高喔！」

醫學統計發現：如果父母親當中有一人過敏，那麼小孩也有過敏的機率是三分之一，倘若父母雙方都有過敏的話，那麼小孩過敏的機率則提升到二分之一或三分之二。若是祖父母也有過敏，則過敏的情況會更嚴重。從統計學來看，過敏體質是受多重基因影響，如果你遺傳到帶有過敏的基因越多時，引發過敏的可能性及嚴重度就會相對更高。

如果你發現自己、兄弟姊妹、父母、甚至祖父母都有過敏時，一定很擔心自己的下一代會不會有「嚴重過敏」。其實並不然，遺傳基因看似無可避免，但是一個人過敏與否，遺傳未必有那麼大的「決定權」！

我們的基因是由祖先一代一代遺傳下來的，過敏基因當然也是，但為什麼我們的祖先很少過敏，而我們現代人卻是越來越容易過敏？過敏的人為什麼越來越多？除了基因以外，一定還有很多其他因素。

我常比喻，先天基因好比是子彈，其他後天因素是扳機。一把手槍裡面有子彈並不危險，但扣了扳機才是真正危險。如果一輩子不扣扳機，子彈也不會發射，也就不會有殺傷力。所以，對於過敏，先天遺傳只有一小部分的影響，而後天環境的影響絕對是比較大的！以下所要講解的，就是後天的影響因素，如果都做對了，過敏就不會發作了。

第二節 吃到不對的東西

「吃錯了，當然會生病！」很多慢性疾病都和吃錯食物有關係，過敏當然也不例外！經由食物而罹患過敏的人比比皆是，所以飲食習慣偏差是導致現代人過敏的主要原因之一。

現代人吃錯東西，可以追溯到嬰兒時期。許多嬰幼兒出生後沒多久，母親就受廠商廣告或不當衛教所影響，以牛奶取代母乳，或是餵食不健康的嬰兒食品，導致小孩子從小就埋下了過敏的禍因！以下，就來介紹各個成長階段容易導致過敏的錯誤飲食。

胎兒時期和母體有關

母親是影響胎兒健康最主要的關鍵。如果母親在懷孕期間，身體常常過敏，或是經常吃些容易引起過敏的食物，甚至經常暴露在具有過敏原或毒素的環境中，那麼母體就會將抗體、過敏原、毒素，經由胎盤傳送給胎兒，胎兒出生以後，就比較容易有過敏症狀。所以，我常常告誡年輕的準父母親，想要有健康的下一代，必須從懷孕開始，甚至懷孕之前的半年就要開始調理身體。

幼兒時期飲食不當

小孩子的免疫系統一直要到三歲才算發育完成。尤其是在一歲以內，嬰幼兒的免疫系統相當幼稚而且敏感。因此，我常呼籲，六個月內的嬰兒唯一的食物應該只有母奶，不准吃其他食物（尤其是牛奶），否則很容易引起過敏。

等到六個月大，開始長乳牙了，表示可以吃一些副食品了（例如磨成糊狀的根莖類蔬菜或水果），但母奶還是不要停，一直要到乳牙長齊了，才能斷奶。這就是大自然的規律，長乳牙的意思是暗示他可以開始吃軟質的成人食物，乳牙長齊則表示可以只吃固體食物，可以斷奶了。所以，為了健康，也算是迎合大自然的規律，我通常建議母親至少餵食母奶一年。

雖然六個月大可以開始吃副食品，但應該盡量避免吃到容易產生過敏的蛋白質食物，例如：牛奶、雞蛋、肉類、豆類等等。越容易過敏的食物，應該年紀越大才開始嘗試，例如，一歲以後才可以吃肉，兩、三歲之後才能嘗試奶製品。

依我的標準來看，現代人的嬰幼兒飲食，可說非常錯亂。例如，牛奶是最容易引起過敏的食物，很多人卻是一生出來就開始喝牛奶。過去幾十年來，受到美國酪農業的錯誤宣導，以及醫藥團體的推波助瀾，幾乎絕大部分的年輕媽媽，都認為喝配方奶粉比較營養，因為電視廣告和營養師都說「奶粉裡頭添加了許多營養素」，所以紛紛捨棄最天然、真正最營養的母乳，也因此導致很多人長大後普遍有過敏的現象。

事實上，在美國、台灣，牛奶都是十大食物過敏原的第一名，八〇%的華人都會對牛奶過敏。很多研究也已經證實，吃奶粉的嬰兒長大後比較容易有過敏問題，反之，奶粉吃得越少，母乳吃得越久，小孩子越不容易過敏。還好，最近幾年，許多消費者開始覺醒，不再受到奶粉公司的愚弄，母乳又重新受到重視了，有越來越多的母親知道哺餵母乳的重要性。

不過，有一點我要特別提醒一下，母親在哺乳期間要特別注意飲食，如果有吃到食物過敏原（例如牛奶）或接觸環境過敏原（例如花粉、塵蟎、菸味）等，嬰兒也會經由母乳獲得過敏原與抗體，誘發過敏產生，所以千萬不要以為自己餵母乳，小孩就不會過敏，而掉以輕心。

忽略慢性食物過敏

提到食物過敏，很多人會馬上聯想到身體發癢起疹子或是上吐下瀉，但其實慢性食物過敏的症狀與嚴重度遠不止於此。我在第四十八頁有詳細列出相關症狀，很多人幾乎都不知道那就是慢性食物過敏引起的。而有些人的食物過敏，發作起來非常兇猛，甚至可能在十分鐘以內要了你的命，這就是所謂的「過敏性休克」。二〇〇六年，在加拿大就有一個女孩子，對花生過敏，因為和剛吃過花生醬的男朋友接吻，結果引發過敏性休克而死亡，可見食物過敏不可輕忽，嚴重時是有生命危險的。

大部分人的慢性食物過敏症狀其實並不嚴重，因為免疫系統會壓抑食物過敏的症狀，讓人弄不清楚自己對什麼過敏，而繼續食用食物過敏原，這就是動物適應環境的一種進化表現。加上很多食物過敏都有延遲性，過敏症狀並不會馬上發作，有時會晚個兩到三天，發作時又被免疫系統壓抑，所以很多人也就這樣子渾渾噩噩吃了一輩子的食物過敏原而不自知。身體也就在不知不覺中，慢慢被它所侵蝕，演變成自體免疫疾病，這是最常見的共通宿命。（有關慢性食物過敏的詳細介紹，請參見第一章）

壞飲食導致身體發炎

飲食可說是造成過敏的最根本原因了，因為食物中許多營養素具有消炎作用，能使過敏症狀不容易發生，例如：新鮮蔬果中的生物類黃酮、谷胱甘肽、抗氧化劑（維生素A、維他命C、維生素E），含Ω3較高的海豹油、魚油、亞麻仁油。飲食中這些消炎成分越多，身體越不容易發炎，過敏症狀也就越不容易發生，即使有過敏的遺傳基因也沒事。

但是現代化的食物及飲食習慣，卻暗藏許多會導致發炎的成分，例如：所有經油炸過後的氧化油、陸上動物油，暗藏在零食、餅乾、糕點中的氫化植物油（例如：人造奶油、植物酥油），過多的精製澱粉（餅乾、麵包、蛋糕）與甜食（糖果、飲料）、咖啡……等等。在這些不良的飲食習慣中，我要特別強調的是絕對不要吃「壞油」。很多人都認為：油吃多了對身體沒好處，但其實這句話不正確，應該更正為「壞油吃多了，對身體不好」，而且「吃了太多壞油，有過敏體質的人一定會發作！」

現代人實在壞油吃太多、好油吃太少，難怪過敏和很多慢性病氾濫。所以，我常呼籲「多吃好油，少吃壞油」，天然的好油，例如苦茶油、橄欖油、椰子油、海豹油、魚油、亞麻仁油，都可以穩定肥大細胞的細胞膜，幫助身體不易發炎和過敏。有人會問，好油吃太多對身體會有影響嗎？其實不必擔心好油吃太多，一天三十C.C.的好油，都不算過量。

哪些壞油絕對不能碰？

為了讓身體的細胞穩定，減少發炎的可能，我強烈建議讀者避免食用壞油，主要的壞油有下列幾種：

1.氫化油：由於氫化油含有反式脂肪酸，不但無法代謝掉，還會「卡」在身體裡頭。從化學反應來看，氫化油只要再經過一個步驟，就幾乎可以變成塑膠了，所以我常說，吃氫化油就像在吃塑膠油一樣，長久下來身體一定會出問題。常見的氫化油，如做糕餅的植物酥油、炸油炸物的氫化棕櫚油等，最好不要碰。

2.發霉油：如果油的原料品質不好、保存不佳，很容易導致黴菌產生，而這些黴菌會在製油過程中，混入油品裡。有些黴菌會分泌黃麴毒素，嚴重破壞人體肝臟，不得不慎。

3.氧化油：這是大家普遍知道的壞油（回鍋油等），這些油經過高溫加熱，導致油品劇烈氧化、營養成分改變，甚至產生致癌物質。市售的薯條、炸雞、鹽酥雞、油條，業者有沒有天天換油呢？二〇〇九年六月，台灣的消保官查出來，某速食業者的油鍋酸價高達二三・九，高得離譜（政府標準規定酸價不得超出二），曾經鬧得人心惶惶。但是，檢查過後，船過水無痕，大家又忘了這件事，整個速食產業和零售攤販，又恢復無政府狀態。很多青少年每天吃這些氧化油，身體怎能不過敏呢?氧化過的油會產生許多自由基，損傷細胞膜或DNA，不但會誘發過敏，甚至還會導致癌症，對身體健康影響很大。

4.精製油：目前市面上常見的沙拉油，都是精製油。所謂的精製，就是用化學溶劑萃取不穩定、有雜質、不耐高溫的油脂，經由高溫處理，再經過除色、除味後，讓油脂變得晶瑩剔透、淡色、無味、不含雜質。精製油看似沒有問題，但事實上，在精製的過程中，好油的營養素全部都消失了，簡單說，精製油就是死油，沒有營養的死油，還是少吃一點吧!

或許你會擔心，都已經吃這麼久的壞油了，現在還來得及嗎?當然來得及，亡羊補牢，猶未晚矣!我建議讀者可以從現在開始多吃好油，讓身體逐漸把壞油代謝掉就行了。因為我們身體的細胞、組織、器官，一直進行著一進、一出的新陳代謝活動，有的細胞代謝快、有的細胞代謝慢，像表皮細胞約是一個月的代謝週期，而身體其他組織的代謝週期比較慢。據我的估計，大約七年的時間，全身各大器官都已經可以代謝好幾次了。所以，只要在症狀消除之後，繼續保養身體，最慢七年內，就可以讓自己脫胎換骨。

也有讀者曾經問我，如果不小心吃到壞油怎麼辦？由於我的體質敏感，所以在外頭吃東西，只要吃到一點油炸物，我就很容易感覺不對勁。例如吃了半塊炸排骨，我的胸口就會發癢，這是因為油炸物裡頭含有太多自由基，會讓我的細胞膜不穩定。還好我體內有足夠的維他命C等抗氧化物，從其他部位調動過來中和過多的自由基，所以，五分鐘之後我又好了，胸口的癢感自動會消除。

你一定很好奇，為什麼我可以這麼快就讓自己的身體回復到「正常」狀態？主要是因為平時我大量吃有機蔬果，裡面含有很多天然抗氧化劑，因此就算偶爾吃到氧化油，我體內足量的抗氧化劑也可以消除那些自由基，不至於讓身體感到不舒服。但如果不吃蔬果，或是每天吃炸排骨，用光我的維他命C庫存，我就開始會有鼻子癢或皮膚癢的過敏症狀產生。

生活環境的影響

現代的人都很怕髒，怕草地不乾淨，所以要求孩子一定要穿上鞋襪，不可以光著腳丫在地上跑、跳，不可以玩泥巴等等，寧可把孩子帶去室內的遊戲場所

（標榜著會定期用藥水消毒），也不讓他在公園裡溜滑梯，就怕沾上細菌。事實上，細菌並不都是壞東西，我們環境裡頭有許多好菌，不但對人體無害，甚至還很有幫助呢！反倒是標榜消毒過的室內場所，可能有你不知道的揮發性有機溶劑、漂白水、甲醛等等，反而對身體更不好。

杜絕細菌導致免疫失衡

泥土裡有許多好菌，有些菌種甚至可以醫好人類的怪病。美國有一個年輕人，得了克隆氏病，也就是小腸嚴重過敏，幾乎什麼都不能吃，吃了就拉，也無法吸收，住院好幾個月，命是救回來了，但是出院時骨瘦如柴。後來他在歐洲的高山上找到泥土裡的幾種好菌，不但神奇的醫好了自己的疾病，恢復健美身材，還幫助了很多人，這就是好菌助人的最佳例子。

由此可知，細菌不全都是有害的。事實上，人體的體表、口腔、腸道、陰道中也有很多細菌，益菌與害菌必須保持一定比例，人體才會健康。大自然也是充滿了益菌與害菌，這些細菌和人體的免疫系統會形成平衡狀態，如果一直處在無菌狀況，人反而容易生病。

因為人體的免疫系統對細菌、寄生蟲的反應與對過敏原的反應是互相消長的。人體免疫細胞中的嗜酸性白血球若受到寄生蟲的刺激，會對過敏原比較遲鈍，換句話說，如果有細菌和寄生蟲的話，人體的免疫系統比較不容易對過敏原有「過度」反應，這時輔助型T細胞Th1會在細菌感染時增加，輔助型T細胞Th2則減少。由於Th2是負責過敏反應的，因此就不太容易起過敏反應。

由此可知，如果一個人在成長過程中，經常接觸泥巴、甚至寄生蟲的話，將來長大後比較不容易過敏。這也解釋了為何美、日、台近五十年來，雖然環境衛生改善，傳染疾病大幅下降，但過敏疾病卻大幅上升的原因。

我們應該多接觸大自然，例如池塘、天然溪流、河川、樹木、森林。藉由接觸自然界中的無害細菌，使免疫系統發揮作用，並處於一個較平衡的狀態，孩子自然就會有正常的免疫反應。反之，如果讓孩子處在乾淨無菌、但卻充滿了漂白水、甲醛、氯氣、人工清潔劑等有毒化學物的環境，或是飲食中充斥各種非天然食品添加物，反而容易導致身體過敏。

人工產物污染環境

現代過敏的人越來越多，有一個很重要的因素就是工業化所帶來的污染。例如：工廠、汽車排放的廢氣、辦公大樓中央空調反覆循環的污濁空氣、廚房製造出來的氧化油煙、廁所清潔劑所散發的化學藥劑、百貨公司成衣部門的化學溶劑味道……，想到這些，會不會讓你鼻子癢癢、或是覺得呼吸困難呢！沒錯，這些現代化生活所帶來的空氣污染，也是引發大多數人過敏的原因之一。很多有呼吸道疾病的人，只要離開污染的環境，搬到比較乾淨的地區，過敏都會好轉或痊癒就是這個道理。

除了空氣污染外，工廠排放的廢水、清潔劑所造成的水質污染，添加在自來水中的氯等等，都會讓我們的飲用水不夠純淨。而受到工業污染的土地所種植出來的作物，也含有太多重金屬、環境毒素、化學肥料、農藥、人工雌激素、人工生長激素、人工界面活性劑等，再加上人造色素、人造香料、劣質代糖等添加物，甚至令人聞之色變的黑心食品，一旦經由接觸、吸進或吃進我們的體內，就會影響到我們身體的免疫系統運作，導致越來越容易有過敏反應。

塵蟎和蟑螂帶來困擾

環境中有些自然存在的物質也會導致我們過敏。例如，很多美國人會因花粉過敏，但台灣的主要過敏原其實是塵蟎。因為台灣地處亞熱帶，大部分時候都處在又濕又悶的狀態，因此，一旦疏於打掃，未注意居家通風，家中很容易變成塵蟎、蟑螂和黴菌的溫床。塵蟎與蟑螂本身不但對人體不好，就連屍體、糞便飄逸在空氣中，或是附著在我們的沙發、床單、枕頭上，只要被鼻子吸入或是皮膚接觸，都很容易引起鼻子和皮膚過敏，甚至誘發氣喘發作。

現代人往往因為工作忙碌或是生活習慣不對，例如使用布沙發、布窗簾、地毯，卻又不定期清潔、或是未能有效清潔，導致塵蟎一直刺激免疫系統，過敏當然好不了。

壓力與自主神經失調

為什麼我會說壓力與過敏有關呢？因為在臨床上，我碰過不少這類的案例。

案例一：我在美國的診所，有一個西雅圖週報的女記者來看病，她有蕁麻疹已經半年，每天都很癢，晚上要擦類固醇才能睡覺。詢問之下，她好像沒有什麼過敏原，以前也很少發生蕁麻疹，上次發作，記得是六歲時，爸媽正在鬧離婚。我一聽，這跟壓力有關，因為父母親鬧離婚，對小孩來說，是很大的壓力。這一次，二十多年後再度發作，是在一個重大打擊之後。當時她的好友剛好懷孕，小孩雖然還未出生，她就先認作乾兒子。不幸的是，由於醫生的疏忽，這個小孩在接生過程中死亡，而她，在產房親眼目睹了這個過程。當我點出這兩個重大事件對她造成的創傷後，她開始大哭，也終於弄清楚自己罹患蕁麻疹的原因。三天之後，她不擦類固醇就可以睡覺了，一週後複診，蕁麻疹已完全痊癒。

案例二：有一天，一位個性急躁的媽媽，抱著六個月大的氣喘嬰兒，來診所找我醫治。我觀察到媽媽和小孩的互動有些不妥，於是開了舒緩情緒的天然藥物要媽媽服用。一、兩週之後，小孩氣喘便好多了。為什麼會這樣呢？原因是很多小孩子的問題是父母造成的。這個小嬰兒情緒特別敏感，而剛好媽媽又特別兇，所以才會誘發氣喘。我的療法很特別，小嬰兒不必吃藥，該治療的是媽媽。媽媽安穩了，小孩子氣喘也好了。所以，連剛出生的嬰兒都有壓力，更何況是成年人呢？

上述這兩個案例都清楚的說明了一件事：很多人的過敏發作或惡化都與壓力有關。我們會發現，患者的蕁麻疹、氣喘發作或是鼻子過敏惡化，通常發生在連續幾天熬夜、準備大考、趕工作報告、心理創傷、過勞、缺乏休息、身心壓力過大的狀態之下。

長期壓力加重過敏症狀

相信有過敏體質的人都有類似經驗：準備重大考試或趕工作進度而連續幾天熬夜之後，身體會變得比較容易過敏，或者過敏症狀會比以前來得更為嚴重。心思細密的人甚至會發覺，身心壓力持續越久，身體過敏的自覺症狀會由初期慢慢轉為中期、

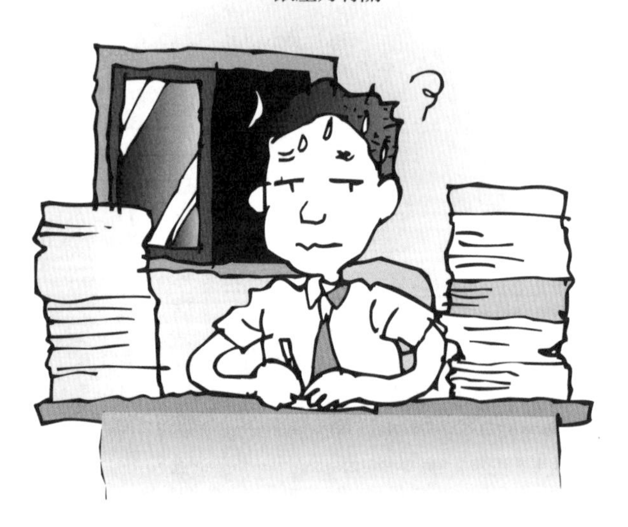

過敏發作或惡化，跟壓力有關。

末期（見第一八二頁「過敏自覺症狀變化一覽表」）；嚴重度也會越來越加深、發作頻率越來越頻繁。如果壓力與不規律的作息一直不能得到改善，過敏的症狀就會變成慢性，而且越來越難醫治。

壓力大會刺激交感神經與腎上腺，使人能夠應付緊急狀況。交感神經和腎上腺，雖然一個在神經系統，一個在內分泌系統，但就好像是分開兩地的雙胞胎，特性和反應其實還是非常相似。腎上腺在緊急狀態時會分泌腎上腺素（Epinephrine），在持續的壓力之下會分泌腎上腺皮質醇（Cortisol），而腎上腺皮質醇會壓抑過敏反應。如果平時身體健康、飲食正常、睡眠充足，偶爾熬夜趕工兩、三天或是

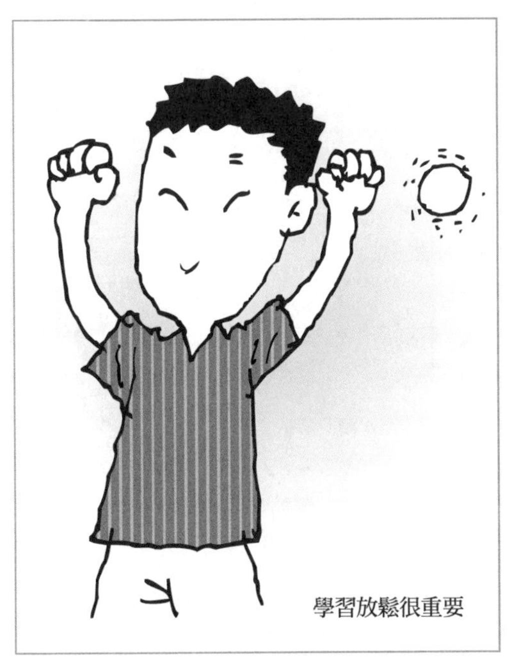
學習放鬆很重要

過敏自覺症狀變化一覽表

過敏疾病	初期症狀	中期症狀	末期症狀
皮膚過敏	皮膚發癢、紅點	塊狀突起、結痂、中面積紅疹	流膿、流液、起水泡、大面積、長久不癒
過敏性結膜炎	眼睛發癢、眼皮腫脹感	眼眶下發黑、有眼袋、淚水分泌、怕光、砂粒感、眼白部分有血絲	眼皮腫脹、眼袋或黑眼眶一直不消退、淚水汪汪、灼熱感、眼白血絲密佈
過敏性鼻炎	鼻子發癢、流鼻水、鼻涕倒流入咽喉	噴嚏連連、鼻塞、講話有鼻音、耳朵裡有塞住感、嗅覺減退、聽不清楚	每天打數百個噴嚏、鼻水不止、鼻竇炎、不辨香臭、頭昏、頭痛、疲倦、注意力不集中、嗅覺喪失、聽力減退
氣喘	咽喉發癢、胸前發癢、胸悶、咳嗽	呼吸短促、呼吸時胸腔有聲音、咳清痰或泡沫痰、運動會喘	呼吸時胸腔內哮鳴聲很明顯、呼吸很費勁、咳白痰或濃痰、走路或躺下會喘、坐著休息會稍微減退、疲倦、乏力、失眠、嗜睡
腸胃道過敏	食慾下降、食慾大增、飽脹感、消化不良感	腹脹、噁心、打嗝排氣、吐水、胃痛、肛門發癢	腹痛、腹瀉、便秘、體重下降或上升、關節痠痛、皮膚紅疹、肌肉無力或是痠痛、身體不適感、疲倦、中耳腫脹感、口臭、舌苔厚膩

壓力緊繃，身體還撐著住，因為腎上腺素與腎上腺皮質醇的庫存量還夠，還沒用盡，此時不但不會引起過敏，有時還可以使過敏反應消退。但如果壓力持續下去，兩、三天之後，我們沒有立即補充足夠的睡眠或休息，或是壓力持續緊繃，這時我們體內的腎上腺皮質醇就會慢慢缺乏，到達所謂「腎上腺疲乏」的狀態。

腎上腺素與腎上腺皮質醇一旦缺乏，就不能發揮抑制過敏的效果，導致過敏反應無所忌憚的發作。這個生理機制很清楚的解釋了：為何過敏都發生在有中期或長期壓力的人身上。

人體所分泌的腎上腺皮質醇，其實就是一種天然類固醇，只不過，體內自然產生的天然類固醇是無害的，是沒有副作用的，而人工類固醇藥物長期服用則對人體有明顯的傷害，例如造成月亮臉或骨質疏鬆等等。

對於過敏的患者，我會建議他們盡量找出壓力源，並予以排除，這樣一來，對於過敏症狀的減輕，將有相當大的助益。

另外，由於人體製造腎上腺皮質醇的原料是膽固醇，飲食中少油、少蛋白質的人會特別容易缺乏膽固醇，因此，有過敏的人，一定要多攝取好油，一來可

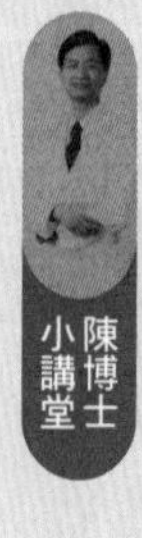

充足的睡眠才能補充足量的腎上腺皮質醇

腎上腺皮質醇之所以有日夜變化，這是大自然的規律。人類的生理機轉，可以利用腎上腺荷爾蒙應付緊急狀況，例如，老虎要咬你、與敵人肉搏、發生火災，或是趕飛機、上台表演等等。出現緊急狀況時，人類的腎上腺素大量分泌，可以提供大量的體力、爆發力、專注力來處理危機。例如，曾經有人在火災時，一口氣把冰箱扛出戶外，事後卻驚訝自己哪來這麼大的力氣可以扛起冰箱？

腎上腺皮質醇既然這麼好用，身體可以無限制供應嗎？答案是不行。腎上腺皮質醇在人體中相當寶貴，和男性荷爾蒙、女性荷爾蒙一樣，都來自於膽固醇原料，必須要從飲食中攝取，而且在晚上製造。原始人白天打獵或打戰，天黑以後，會好好睡覺，所以白天耗損的腎上腺皮質醇會在晚上的休息中得到調整與補充，而且原始人的睡眠普遍充足，不會長期處在壓力之下，所以不用擔心這些荷爾蒙會耗損殆盡。這是人類身體機能的最原始運作，讓身體得以保持在最好的狀態。

現代人雖然壓力不會大到要跑給老虎追或被敵人殺頭，但卻經常因為工作、家庭、經濟……等等因素，長期處於重度壓力下，加上睡眠普遍不足或品質不佳，使身體無法順利調整或補充腎上腺皮質醇，因而導致過敏或自體免疫疾病失控。

以補充腎上腺皮質醇的原料，二來又可以穩定細胞膜，抑制發炎與過敏，一舉數得。

自主神經影響過敏症狀

由於人體胚胎在成形時，腎上腺和我們的神經系統是一起發育的，因此當壓力來臨時，會激發我們的腎上腺，同時讓交感神經亢奮。交感神經和副交感神經屬於自主神經，在臨床上，我們可以從症狀的反應中清楚看出，許多過敏反應是局部副交感神經太旺盛的結果，例如：平滑肌收縮（哮音、呼吸困難），分泌黏液（流鼻水、咳清痰），充血（鼻塞、眼腫、疹塊凸起）……等等。

會導致局部副交感神經亢奮通常是自主神經紊亂所引起，而自主神經紊亂的起因有很多種，而且機制複雜，一般來說，都與壓力過大、情緒刺激、冷熱溫度差距太大、光線刺激、劇烈運動有關。

簡單的說，過敏的人便是處在全身交感神經緊繃與局部副交感神經錯亂的狀態。雖然自主神經系統的機制相當複雜，但它通常和人的心理、精神、心靈的「不安穩」狀態有關。臨床上也發現，有些過敏患者一旦出門旅遊，過敏症狀便立即緩解，就算吃到平時在家鄉容易過敏的食物，也不會出現不適的反應。這是因為旅遊讓他們心情放鬆，所以交感與副交感神經都作了一番調整，過敏反應也就有了減弱的效果。

或許有人會認為，到外地會降低過敏症狀，是因為外地的過敏原較少的關係，其實也不盡然。我們在臨床上發現，許多蕁麻疹、氣喘患者之所以會發作，是因為情緒起伏，或是受到強光、溫度刺激、劇烈運動等因素影響，是刺激到神經系統所引起。由此可知，過敏的發作，也可以完全不需要過敏原介入，單單自主神經錯亂也會被引發。而如果是過敏原介入的過敏反應，同時也會呈現局部自主神經失調的現象，所以幾乎

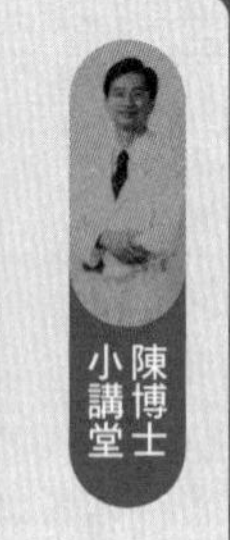

自主神經與內分泌系統的新發現

近二十年來，科學界對人體的神經系統有了新的觀點：那就是過去被認為獨自運作的神經系統、內分泌系統、免疫系統與心理狀態，居然有密切的互動。例如，科學家們發現：1 神經末梢所分泌的神經傳導物質，竟然可以遙控在全身血液中循環的白血球，而白血球細胞膜上也有所謂的「受體」，能夠接收來自遙遠神經末梢所傳

可以這麼說：過敏的人一定有自主神經失調的問題，如果可以調整自主神經系統，使它處於一個平穩的狀態，就一定可以改善過敏反應（甚至根除）。

因為自主神經系統是「自主」的，例如：心跳、血壓、腸胃蠕動……等等，都是由下視丘「自動控制」，因此人的意志很難改變，除非透過生物回饋（Biofeedback）、冥想（Meditation）、引導想像（Guided Imagery）、八段錦、太極拳等身心運動來調解。這些身心運動，可以使自主神經失調的過敏患者，直接調整神經系統

來的訊號；②腎上腺雖然是內分泌器官，但人體胚胎發育過程中，它卻和神經系統來自同一根源且一起發育，因此它的生理運作可以說是交感神經的內分泌版本，也就是說，腎上腺雖然是內分泌，但它卻受到交感神經系統的影響，因而短期及中長期的壓力，會造成腎上腺素和腎上腺皮質醇的變化；③內分泌與免疫的關係受日夜規律的影響，這也解釋了為何氣喘病人大多在夜晚發作，難以入睡，到了凌晨卻常自動緩解；④有些過敏，如氣喘、蕁麻疹的發作並非過敏原介入，而是受到精神打擊或情緒壓力太大甚至劇烈運動所引起。所以，心理神經內分泌免疫學（Psychoneuroendocrinoimmunology）成為一個新興的學問，但卻容易被分科過細的主流醫學所疏忽。

的平衡與穩定，而且不需要花費，也不佔用太多時間與空間，相當值得推廣。

（詳細說明，請參閱第二三九頁）

了解為什麼會過敏後，你是不是比較清楚知道，原來自己會過敏不全然是因為遺傳而來，有很大一部分要歸咎於環境、飲食及生活作息和壓力。這樣的結果同時也告訴我們一件事：過敏絕對不會治不好，只要從對的方向著手，一定可以改善，甚至根治。下一章，就讓我們大顯身手，開始進行過敏大作戰吧！

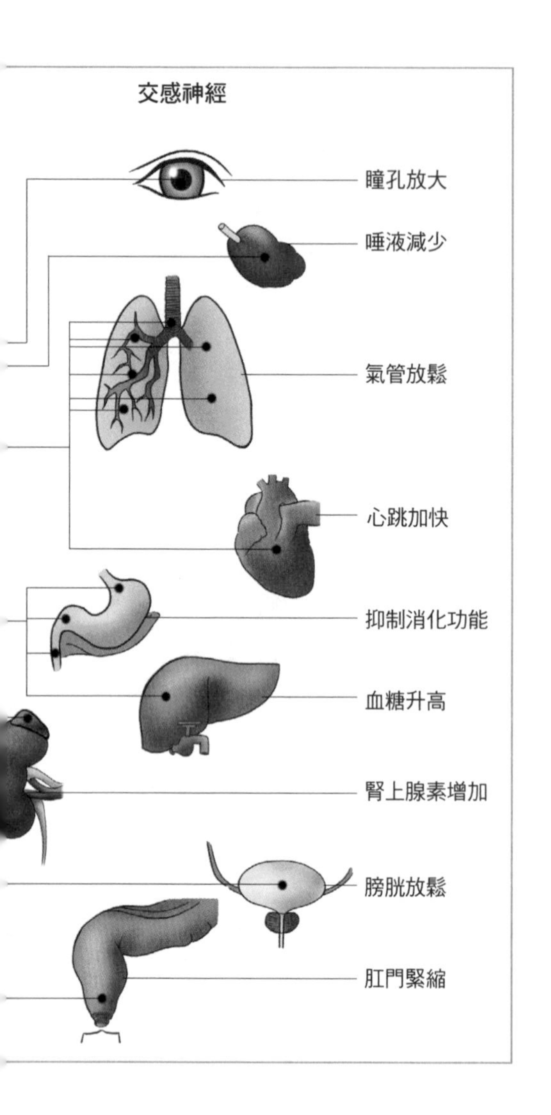

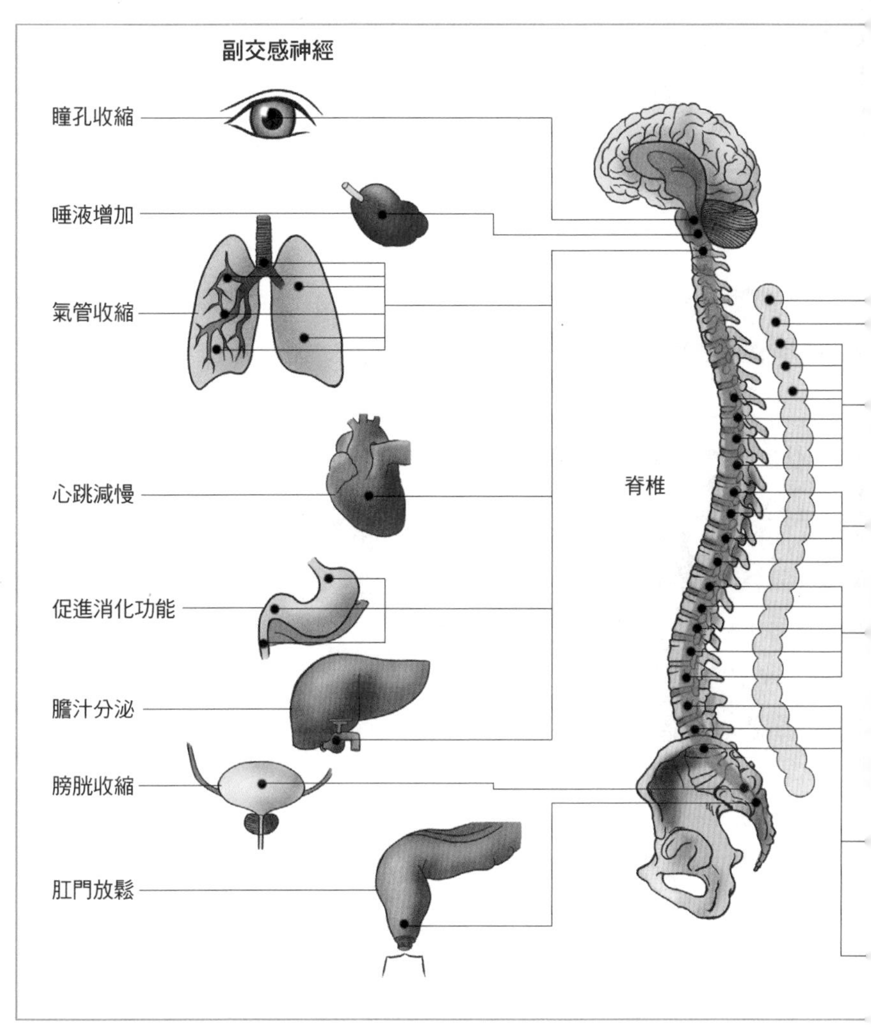

交感與副交感神經如何影響生理運作

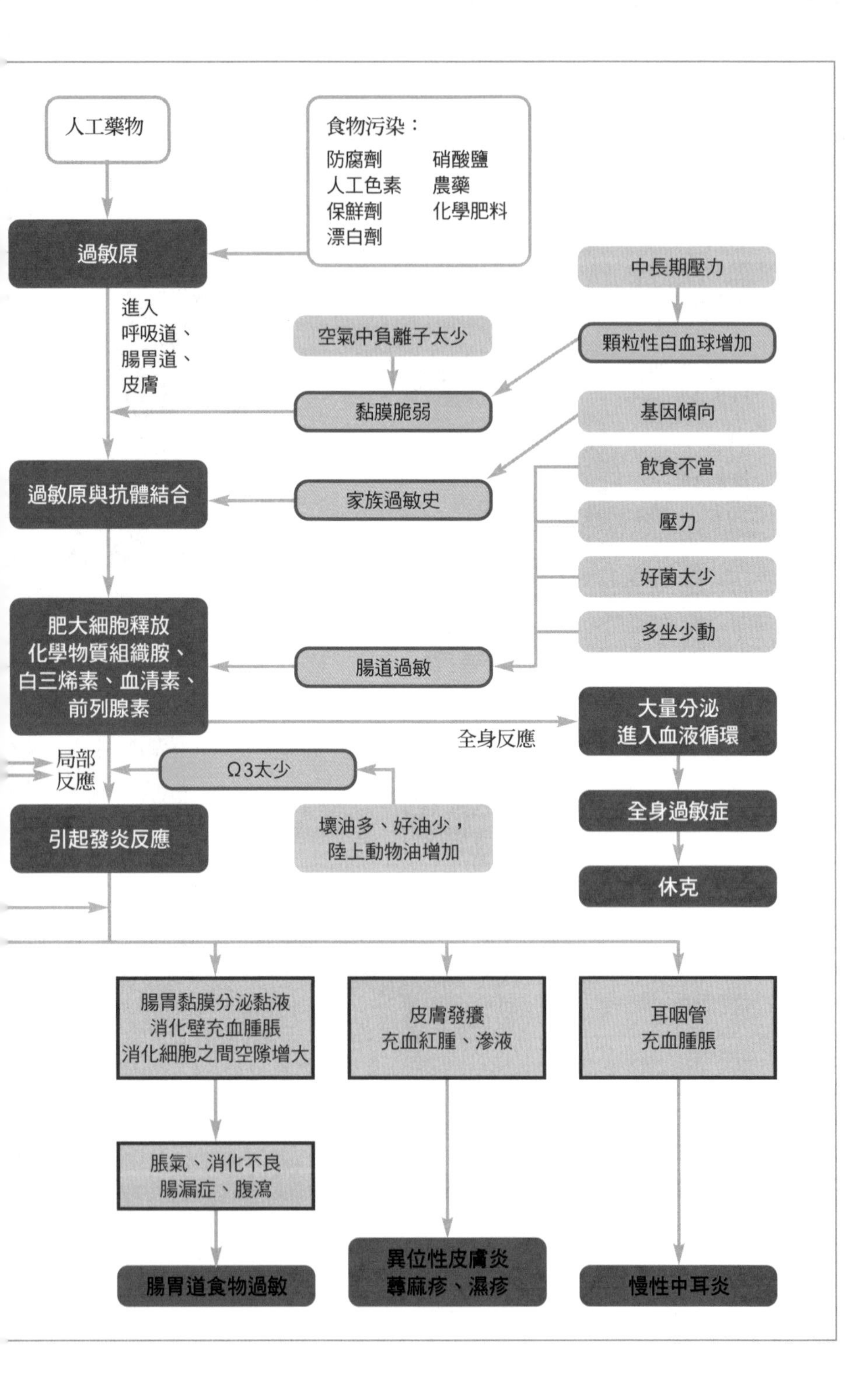
人工藥物
食物污染：
防腐劑
硝酸鹽
人工色素
農藥
保鮮劑
化學肥料
漂白劑
過敏原
中長期壓力
進入
呼吸道、
腸胃道、
皮膚
空氣中負離子太少
顆粒性白血球增加
黏膜脆弱
基因傾向
飲食不當
過敏原與抗體結合
家族過敏史
壓力
好菌太少
多坐少動
肥大細胞釋放
化學物質組織胺、
白三烯素、血清素、
前列腺素
腸道過敏
大量分泌
進入血液循環
全身反應
局部
反應
Ω3太少
全身過敏症
壞油多、好油少，
陸上動物油增加
引起發炎反應
休克
腸胃黏膜分泌黏液
消化壁充血腫脹
消化細胞之間空隙增大
皮膚發癢
充血紅腫、滲液
耳咽管
充血腫脹
脹氣、消化不良
腸漏症、腹瀉
腸胃道食物過敏
異位性皮膚炎
蕁麻疹、濕疹
慢性中耳炎

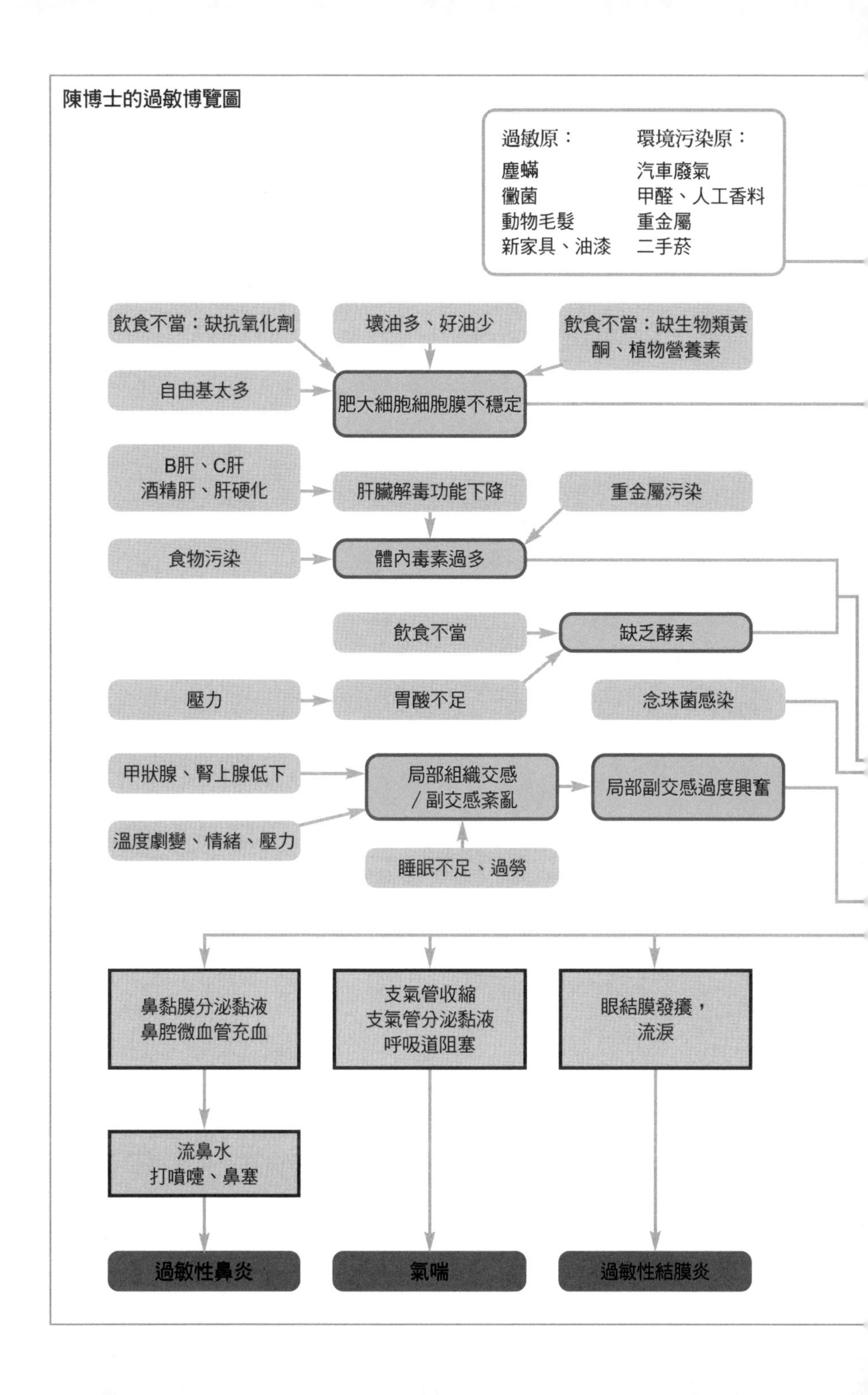
陳博士的過敏博覽圖
過敏原：
塵蟎
黴菌
動物毛髮
新家具、油漆
環境污染原：
汽車廢氣
甲醛、人工香料
重金屬
二手菸
飲食不當：缺抗氧化劑
壞油多、好油少
飲食不當：缺生物類黃酮、植物營養素
自由基太多
肥大細胞細胞膜不穩定
B肝、C肝
酒精肝、肝硬化
肝臟解毒功能下降
重金屬污染
食物污染
體內毒素過多
飲食不當
缺乏酵素
壓力
胃酸不足
念珠菌感染
甲狀腺、腎上腺低下
局部組織交感／副交感紊亂
局部副交感過度興奮
溫度劇變、情緒、壓力
睡眠不足、過勞
鼻黏膜分泌黏液
鼻腔微血管充血
支氣管收縮
支氣管分泌黏液
呼吸道阻塞
眼結膜發癢，
流淚
流鼻水
打噴嚏、鼻塞
過敏性鼻炎
氣喘
過敏性結膜炎

第六章

根治過敏大作戰

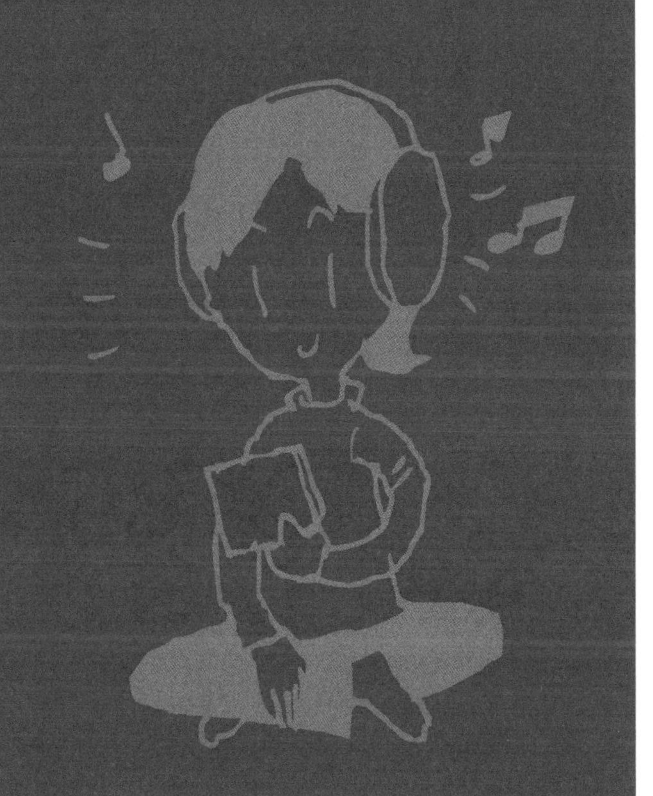

「到底過敏可不可以根治？」這是很多人心裡最迫切想要知道的答案。許多長期過敏的人都知道，這是難纏的毛病，但是難纏就一定難醫嗎？這可不一定。首先要看你方法對不對？而且要看你是否有耐心、有毅力要將過敏徹底根治，動機越強，效果越好！本章是以我親身治癒過敏為經，在美國行醫醫治經驗為緯，集大成的根治過敏大補帖，相信能讓飽受過敏困擾的你，得到一帖「良方」。親愛的讀者，你準備好了嗎？讓我們開始展開過敏大作戰吧！

在現代疾病中，有一大群人最關切的問題就是：「過敏能不能治好？」「有沒有辦法可以徹底擺脫過敏的困擾？」許多大患者或小病患的父母親，在向西醫求診時，也都會有此大哉問。可惜的是，九〇%以上的西醫都會告訴你，過敏無法根治，許多人甚至被斷定需要長期服藥，但是，這是真的嗎？

美國的阿舒爾醫師（Larry Altshuler,MD）在他的著作《均衡的痊癒》（Balamed Healing）中曾說過：「治療過敏最好的方法通常在另類醫學裡。」（The best treatments for allergies are usually the alternative ones.）

在美國，數以千計的自然醫學醫師、針灸醫師、同類療法醫師、整脊醫師，也會告訴你相似的答案：從臨床的經驗中發現，正統西醫對於過敏急症的處理有幾乎不可被取代的角色，但是西醫可以治癒過敏嗎？西醫在壓抑過敏症狀上，可能有立竿見影的效果，只不過用藥的副作用與後遺症讓許多人無法接受。從中醫和針灸的角度來看，只要辨證正確以及針灸技術純熟，針灸與中藥就可以達到治療過敏的不錯效果，但中醫對於飲食與生活型態的調整，則顯得較為不足。自然醫學醫師同樣也可以用草藥或是同類療法製劑及物理療法，來達到快速舒緩過敏的效果，但是他們最大的貢獻，在於告訴患者如何調整偏差的飲食與生活型態，因為這些才是導致過敏的根本原因。

總之，不論是中醫方劑、針灸還是自然醫學療法，各種醫師對治療過敏都各有所長，如果能夠截長補短選出最適合你的方法並徹底實行，那麼，消除過敏症狀並不是夢想，而且還能慢慢轉換過敏體質，讓你一輩子不再為過敏所苦。

第一節

擺脫基因的束縛

雖然我之前曾提過，過敏體質主要來自於遺傳，而遺傳的基因是不可能改變的，所以一般醫師才會說，過敏幾乎醫不好。但我先前也曾解釋過，基因雖是祖先遺傳的，但是為何我們的祖先不會發病，而是到了我們這一代才飽受摧殘？所以，問題的根本不在於基因，而是其他因素。

想要根治過敏，首先就應該放掉遺傳基因作崇的想法，讓自己努力朝其他可行的解決方案下手！

第二節

根治過敏作戰計畫

當你依照第二章的方式檢測自己的過敏原及過敏體質後，就比較有正確的方向向過敏宣戰了。想要長期根治過敏，首先應該先從環境著手，其次是調整身體的功能以及心理的狀態。我在此歸納出四大戰略：（一）避開過敏原與污染原；（二）降低全身過敏總負擔；（三）減少發炎傾向；（四）調整「心理神經內分泌免疫系統」。只要能夠長期做好這四點，相信過敏就不會再找上身！

戰略一／避開過敏原與污染原

勤打掃，尤其是臥室、客廳、書房的死角。

「時時勤拂拭，不使惹塵埃」這樣的話雖然是老生常談，但我發現大多數華人打掃環境的方式，根本不夠徹底。或許平常的打掃方式，對沒有過敏困擾的人來說已經夠乾淨了，但對於會過敏的人來說，卻還是會藏污納垢，例如沙發後面的死角、櫃子下方的塵埃等等，有時風扇一吹或拿個東西，就會使架子上、桌子下、床角、櫃子上面的塵蟎揚起。因此，在打掃環境的時候，要將所有看得到或是看不到的角落全部清掃，最好使用水溶式吸塵器。它比一般吸塵器更好，將灰塵吸入水中溶解，達到一〇〇％的除塵效果，不像其他的吸塵器會將灰塵從出氣孔排出，造成二次污染。水溶式吸塵器也比抹布更能

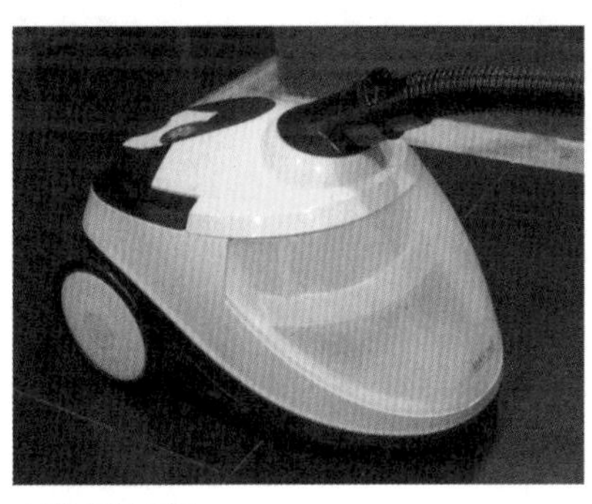

水溶式吸塵器

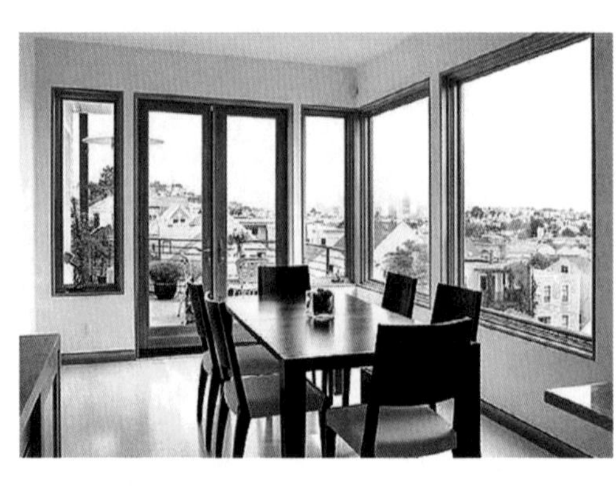

清除角落塵蟎，千萬不要用雞毛撢子。以台北市的落塵量估計，最好可以每週打掃一次以上。只要打掃好一個房間，就先讓過敏的人躲到那個房間，再進行其他房間的打掃工作。

另外，臥室的清潔要特別維護，因為我們一輩子有三分之一的時間都待在裡頭，最好時時保持清潔。有過敏的人臥房越簡單越好（最好只有一張床、一個床頭櫃、一扇窗就好），這樣不但方便打掃，也可以避免死角藏污納垢。如果有櫃子的話，記得選購有門的櫃子，以免灰塵累積在櫃內。

陳博士小叮嚀

1.被單、床單、枕頭套每週用熱水清洗，這樣子可以達到殺死塵蟎的效果。

2.吸塵時不要漏了床底下。

3.櫃子內不可發霉，也不可放樟腦丸，可用電子除濕器來除濕與除臭。（市售的樟腦丸其實都是化學製成的萘丸，會致癌。）

4.紗窗的清潔也要注意，定期打掃才能保持乾淨。

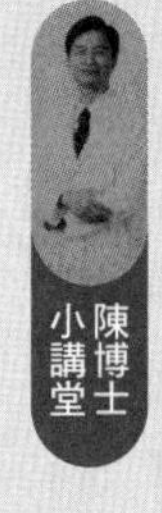

越忙的時候，越要保持室內乾淨

這有點兩難，通常越忙的時候，越沒時間打掃室內環境，所以越髒亂，屋子裡的粉塵棉絮也最多。但就是在這種最忙碌的時候，腎上腺荷爾蒙越衰竭，所以越容易產生過敏。不只是過敏，通常這時候也最容易感冒或生病。到底要怎麼辦呢？

對策一：花錢，請清潔公司或專人來打掃。

對策二：再怎麼忙，還是盡量保持東西歸定位，善用書架、櫥櫃與整理盒，每件東西有它固定的位置，用完就歸位。每週整理一至二次，記得要用水溶性吸塵器，絕不可用雞毛撣子。

對策三：Escape！也就是說，再怎樣忙，也要保有一個乾淨清幽的地方，每天可以去清心一下。這個地方可以是簡約樸素的臥房，可以是後院樹下的躺椅或公園某個角落。如果會打坐或禱告，也是一種沉澱心思的方法，免疫力才能維持在最佳狀態。

使用空氣負離子產生器

空氣濾清器（Air Filters）內有濾網可以過濾空氣中的塵蟎、皮屑，雖然美國醫學界大力推薦，但我個人卻認為效果有限，因為它的風扇會揚起灰塵，在濾清空氣的過程中，讓人相當不舒服，所以最好的方式還是徹底勤加打掃。

至於空氣負離子產生器則是非常好的幫手，因為負離子可以黏附空氣中的微粒子與中和過多的正離子，不但能除臭，而且負離子會使呼吸道黏膜舒暢穩定。許多現代辦公大樓都採用密閉式建築，建築物與日常生活中的化學物質總是滯留在空氣中，而且電腦、印表機等設備所產生的正離子會使黏膜脆弱，引起許多問題。美國在一九八〇年代開始注意到這個問題，並將這種現象稱為「病態建築症候群」（Sick Building Syndrome），但是這些問題目前仍普遍存在著。想要改善，我建議最好的方式就是少用含化學溶劑的地毯、清潔劑，常開窗使空氣對流，使用足夠瓦數的空氣負離子產生器等等，都是解決的辦法。

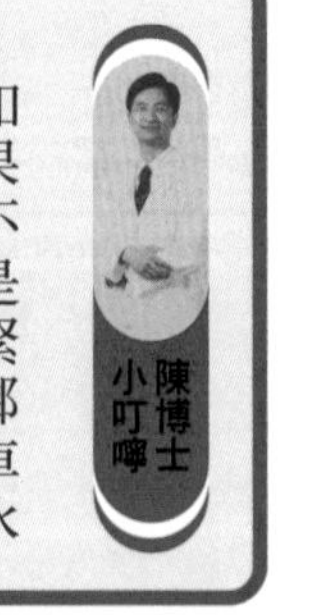

如果不是緊鄰車水馬龍的路邊，開窗的效果其實很好，特別是窗外有大片綠色植物的地方。

不養有毛的寵物，可以多種植物。

寵物雖然可愛，但藏在貓狗等動物毛屑中的過敏原卻讓人受不了，所以會過敏的人，家中一定要避免養貓、狗、鳥、兔、鼠等有毛的動物，如果是魚、烏龜、爬蟲類等無毛的動物則無妨。

我建議，如果可以的話，改種植物會是不錯的選擇。因為不開花的觀賞植物幾乎不會引起過敏反應，而且根據美國太空總署NASA歷經二十五年的研究結果發現，許多植物可以去除甲醛，如波士頓腎蕨、菊花等，可去除甲苯，而黃椰子、蝴蝶蘭等可消除空氣污染。室內植物既可以淨化空氣，又可以賞心悅目、舒緩情緒，可以說是一舉數得呢！第二〇二～二〇三頁為環保署所提供的淨化空氣植物能力總表，提供給讀者參考。

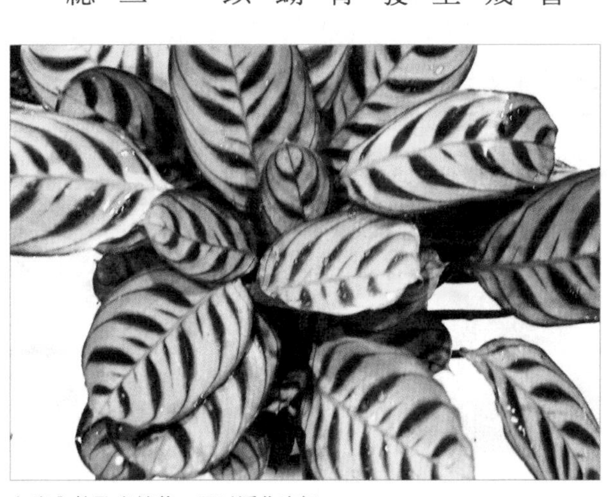

在室內放孔雀竹芋，可以淨化空氣。

市售50種常見室內植物淨化室內空氣能力總表（1）

<table>
<tr><th rowspan="2">植物種類</th><th rowspan="2">單位
葉面積
滯塵能力</th><th rowspan="2">二氧化碳
移除速率</th><th colspan="5">移除VOC</th></tr>
<tr><th>甲醛</th><th>三氯
乙烯</th><th>氨</th><th>二甲苯</th><th>甲苯</th></tr>
<tr><td>鐵線蕨</td><td>★★★★★★</td><td>★★</td><td>V</td><td colspan="4">不詳</td></tr>
<tr><td>白馬粗肋草</td><td>★★★★</td><td>★★★★★</td><td>V</td><td colspan="3">不詳</td><td>V</td></tr>
<tr><td>黑葉觀音蓮</td><td>★★★★★</td><td>★★★★
★★★★</td><td colspan="5">不詳</td></tr>
<tr><td>火鶴花</td><td>★★★</td><td>★★★</td><td>V</td><td>不詳</td><td>V</td><td>V</td><td>V</td></tr>
<tr><td>金脈單藥花</td><td>★★★★★★</td><td>★★★★★★★</td><td>V</td><td colspan="4">不詳</td></tr>
<tr><td>台灣山蘇花</td><td>★★</td><td>★★★★★★</td><td>V</td><td colspan="4">不詳</td></tr>
<tr><td>麗格秋海棠</td><td>★★★★★★★</td><td>★★★</td><td>V</td><td colspan="4">不詳</td></tr>
<tr><td>鐵十字秋海棠</td><td>★★★★★
★★★★★</td><td>★★</td><td colspan="5">不詳</td></tr>
<tr><td>蝦蟆秋海棠</td><td>★★★★★★</td><td>★★★★★★</td><td colspan="5">不詳</td></tr>
<tr><td>孔雀竹芋</td><td>★★★★</td><td>★★★★★</td><td>V</td><td>不詳</td><td>V</td><td colspan="2">不詳</td></tr>
<tr><td>袖珍椰子</td><td>★★</td><td>★★★★
★★★★</td><td>V</td><td>V</td><td>V</td><td>不詳</td><td>V</td></tr>
<tr><td>中斑吊蘭</td><td>★★</td><td>★★★★★★★</td><td>V</td><td colspan="4">不詳</td></tr>
<tr><td>娃娃朱蕉</td><td>★★★</td><td>★★★★★</td><td colspan="5">不詳</td></tr>
<tr><td>變葉木</td><td>★★</td><td>★★★★★★</td><td>V</td><td colspan="4">不詳</td></tr>
<tr><td>仙客來</td><td>★★★</td><td>★★★★</td><td>V</td><td colspan="4">不詳</td></tr>
<tr><td>秋石斛</td><td>★★★</td><td>★★</td><td colspan="5">不詳</td></tr>
<tr><td>盆菊</td><td>★★★★★★★</td><td>★★★★★
★★★★</td><td>V</td><td>不詳</td><td>V</td><td>不詳</td><td>V</td></tr>
<tr><td>噴雪黛粉葉</td><td>★★</td><td>★★★★★★★</td><td>V</td><td colspan="2">不詳</td><td>V</td><td>V</td></tr>
<tr><td>檸檬千年木</td><td>★★★★</td><td>★★★★★</td><td>V</td><td>V</td><td>不詳</td><td>V</td><td>V</td></tr>
<tr><td>中斑香龍血樹</td><td>★</td><td>★★★</td><td>V</td><td>不詳</td><td>V</td><td>V</td><td>V</td></tr>
<tr><td>彩虹竹蕉</td><td>★★★★★★</td><td>★★</td><td>V</td><td>V</td><td>不詳</td><td>V</td><td>V</td></tr>
<tr><td>萬年竹</td><td>★★</td><td>★</td><td colspan="5">不詳</td></tr>
<tr><td>黃金葛</td><td>★★★</td><td>★★★★★★</td><td>V</td><td colspan="4">不詳</td></tr>
<tr><td>聖誕紅</td><td>★★★</td><td>★★★★★
★★★★★</td><td>V</td><td colspan="4">不詳</td></tr>
<tr><td>白斑垂榕</td><td>★★★★★</td><td>★★</td><td>V</td><td>不詳</td><td>V</td><td>V</td><td>V</td></tr>
</table>

市售50種常見室內植物淨化室內空氣能力總表（2）

植物種類	單位葉面積滯塵能力	二氧化碳移除速率	移除VOC				
			甲醛	三氯乙烯	氨	二甲苯	甲苯
印度橡膠樹	★★★★★	★★★★★ ★★★★★	V	不詳			
琴葉榕	★★★	★★★★★	V	不詳			
薜荔	★★★★★ ★★★★	★★★★★ ★★	不詳				
白網紋草	★★★★★★★	★★★★	不詳				
非洲菊	★★★★	★★★★★ ★★★★★	V	V	不詳		V
擎天鳳梨	★★	★★★★★★	不詳				
常春藤	★★★★	★★★★★★	V	V	不詳		V
繡球花	★★★★★	★★★★★ ★★★	不詳				
嫣紅蔓	★★★★★ ★★★	★★★★★ ★★★★★	不詳				
長壽花	★★★★★ ★★	★★★★	V	不詳			
龜背芋	★★	★★★★★ ★★★★★	不詳				
波士頓腎蕨	★★★★★★	★★★★★ ★★★★★	V	V	不詳	V	不詳
馬拉巴栗	★★★★★★	★★★★ ★★★★	V	不詳			
西瓜皮椒草	★★★★	★★★	不詳				
皺葉椒草	★★★★★ ★★★★	★★★★★ ★★	不詳				
心葉蔓綠絨	★★★	★★★★★ ★★★★★	V	不詳			
冷水花	★★★★★	★★★★★★	不詳				
鹿角蕨	★★★★	★★★★★	不詳				
福祿桐	★	★★★★	不詳				
西洋杜鵑	★★★★	★★★★ ★★★★	V	不詳	V	不詳	
非洲堇	★★★★★ ★★★★★	★★★★★ ★★★★★	不詳				
澳洲鴨腳木	★	★★★★★ ★★	V	不詳			
大岩桐	★★★★★ ★★★★	★★★	不詳				
白鶴芋	★★	★★★★★ ★★★★	V	V	V	V	V
白蝴蝶合果芋	★★★	★★★★★	V	不詳			

★越多表示滯塵能力或二氧化碳移除速率越高，V表示已有文獻證實具有淨化能力，「不詳」表示尚未具實驗證據。
（資料來源：行政院環保署）

不用人工香水或化學溶劑萃取的香精

過敏的人對人工香水相當敏感，嚴重的人甚至會引起呼吸困難的反應。因此患者自己與家人、朋友、同事，最好都要避免使用人工香水、含有人工香料的洗髮精、香皂、洗衣粉、髮膠及用化學溶劑萃取的精油，也要避免食用含人工香料或防腐劑的飲料、糕餅、零食等。如果一定要用香水的話，建議選用天然成分製成的香水。

在我美國的診所裡，我要求同仁一律不擦香水，也盡量不要濃妝豔抹，以免讓病人有不舒服的感受，我也禁止來看診的患者擦香水，因為其他患者可能會受不了。另外，有些花香——例如百合花——雖然是天然的，但因為香味太過

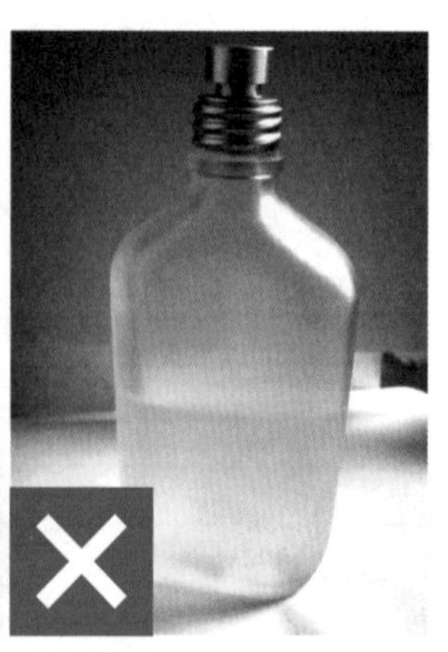

使用人工香水，
可能會引起過敏反應。

室內的開花植物
也可能引起過敏反應。

濃郁，對敏感的人來說仍是一種負擔。另外，有些人雖然對花香不過敏，但對花粉卻有過敏反應，所以，室內植物如果會開花的話要特別注意。

使用無毒建材

你或許不知道，室內裝潢所用的木板、地毯、窗簾、黏膠、油漆都充滿對人體有害或會導致過敏的物質，最常見的為甲醛、甲苯、其他揮發性有機化合物（VOC）、石棉、懸浮微粒等等。因此，如果你家裡或是公司要裝潢，建議選用「綠建材、環保建材、無毒建材」。

可惜國內很多裝潢師傅都還沒有這樣的認知，為了堅持使用無毒的溶劑與三合板，讀者可能要自己找建材，還要不斷的和裝潢師傅溝通。很多裝潢師傅的觀念一時很難改變，因為他們已經用慣了甲苯、松香水、含鉛油漆、含甲醛的木材等，因此要他們改用其他綠建材或其他環保工法時，他們的第一個反應通常是：綠建材太貴；第二個反應是：這樣子不可能做。很多時候，他們雖然沒說不可能，但他們會開始嫌環保漆不好用、綠建材合板不耐用、環保膠不夠黏之類的話，暗示客戶不要自找麻煩。但其實這是教育的問題，國內環保建材近幾年已大大進步，只要有心，都可以找到合適的綠建材。

另外，這些有害的化學溶劑，也常用於新家具、新車內裝、地毯或新衣褲、床單、被套當中，解決的辦法是：一、能洗就洗，例如：新衣物一定要洗過才穿；二、放在高溫下讓有害氣體揮發，例如：新車盡量在太陽下曝曬並開窗通

陳博士小叮嚀

1.別把日光燈打破了，因為日光燈裡頭含汞，如果不小心打破了，吸入身體會造成汞中毒，留在地板上會持續在空氣中釋放汞蒸氣，對神經與免疫系統有不小的危害。如果有廢棄的日光燈管的話，請務必交給清潔隊的資源回收車、登記合格的回收商或交由日光燈的經銷商採逆向回收，以免日光燈所含的汞及螢光粉造成污染。

2.矽酸鈣板是台灣最常見的居家建材之一，經濟實惠耐用又防火。但選用時，務必使用不含石棉的材質，否則石棉會導致肺病與肺癌。美國從一九七七年開始禁止使用石棉，台灣雖已立法禁止製造石棉，但實際上仍在使用，不得不慎。

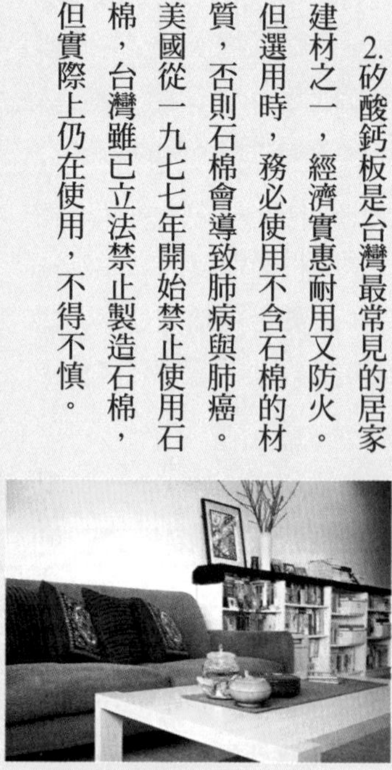
室內裝潢最好使用綠建材。

風，新裝潢用電扇吹幾天、盡量開窗讓新鮮空氣進來；三、櫃內或車內放置可除臭的木炭來吸附有毒氣體，並定時將木炭放在太陽下曝曬，以便有毒氣體揮發。

少吸入車輛廢氣與工廠廢氣

通勤上班上學的時候，最好要避免吸入車輛廢氣，等公車或騎車的人不妨戴口罩，開車的人則應設定車內空氣循環，不要與車外對流。在選擇居住與上班環境時，盡量遠離工業區、工廠或大馬路邊。

盡量居住在空氣清新的大自然環境

如果可以選擇居家的話，盡量要搬到靠近山、水、草、樹的大自然環境裡。現在有越來越多日本與台灣的上班族選擇搬到鄉下去住，為的就是尋找清新的環境，並遠離大都市的塵埃與壓力。如果無法搬家，那也盡量保持住家空氣清新，並在假日時多到大自然走走。

從醫學專業的角度來看，當人接近綠色植物一、兩公尺以內，或是到樹木、花草等大自然環境時，全身的交感神經馬上放鬆，副交感神經會比較旺盛，因此非常適合自主神經失調的過敏體質，如能長期處在大自然環境，將可達到預防與治療過敏的雙重效果。

室內與車內嚴禁二手菸

香菸的味道與微粒子會黏附在地毯、牆壁、傢俱裡，這對過敏的人會是很大的刺激，因此有過敏體質的人，一定要嚴禁任何人在室內或是車內抽菸。從二〇〇九年起，台灣也開始全面擴大禁菸範圍，只要室內三人以上的環境一律禁止抽菸，這對於廣大的過敏族而言，也算是福音！

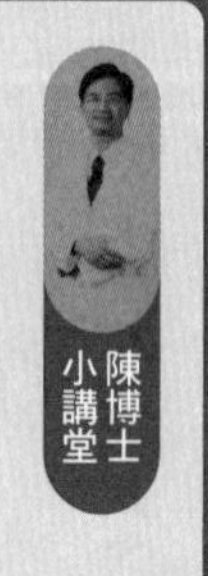

有沒有毒，身體會知道！

歐洲的煤礦工人採礦時，一定會隨身攜帶一隻金絲雀。為什麼呢？原來金絲雀很愛唱歌，總是唱個不停，如果牠在礦坑中唱著唱著就停了，這時所有的煤礦工人便會拼命往外跑，因為金絲雀已經暈倒了，表示礦穴中有毒氣體外洩。代謝快的金絲雀成了代罪羔羊，但也是煤礦工人的救命之寶。

我們人體的代謝率並不像小動物那麼快，但還是有一定的察覺力。我們可以用下面兩種方法得知，是否處在有毒的環境之中。

一、遇到毒素時，我們可以用把脈的方式作檢測。作法是用三根指頭輕按自己的顳動脈（在太陽穴的位置）。一般中醫把脈是輕按手腕的饒動脈，但一般人不容易察覺饒動脈微小的變化，所以建議讀者可以試試顳動脈。

當我們遇到過敏原或毒素時，顳動脈會ㄍㄧㄥ起來，像吉他絃一樣，這種脈象就是「弦脈」。中醫說「弦脈」主肝，也就是說，如果出現弦脈，就是肝臟或肝經的問題。這是因為毒素或過敏原進到我們身體時，就會啟動肝臟來排毒，脈象就會有所變化，相當準確，其靈敏度比自己的鼻子或任何感官還要高。所以我常教導我的病人藉此檢查環境之中有沒有毒素或過敏原的存在，或是檢查肝臟是否過於勞累。

另外，自然醫學也可以藉由身體的神經反應得知有無毒素的存在。例如我們遇到毒素或是過敏原時，心跳會加快，這也是一種判別的方式。

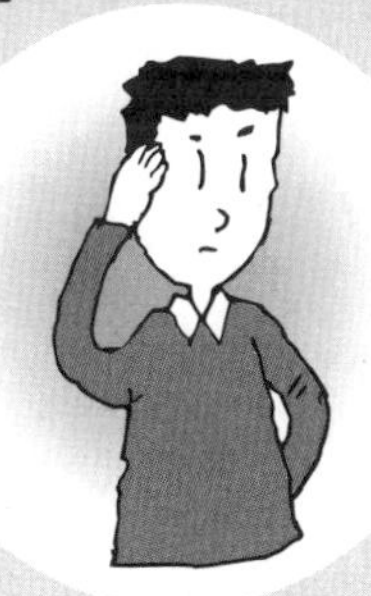

用三根指頭按顳動脈偵測過敏原或毒素

戰略二/降低全身過敏總負擔（Allergenic Total Load）

促進全身解毒功能：肝腎腸肺皮膚

肝、腎、腸、肺、皮膚，可以說是人體的五大排毒器官，因此要排毒可以從這些器官下手。一旦身體的毒素降低或是清光了，我們的身體就會提高對過敏的容忍度，自然過敏就不會輕言復發了。

肝臟排毒法

（一）每天吃大量的有機新鮮蔬果或喝有機蔬果汁。由於新鮮蔬果汁偏寒涼屬性，因此若是寒性體質的人，可在果汁中加入生薑或肉桂粉一起打成汁，以免有越喝體質越寒的後遺症。

（二）補充可強化肝臟解毒功能的營養補充品，例如，我在美國的診所就常用一種超級排毒配方，裡面含有三十八種天然成分。

（三）服用苦茶油加檸檬汁，以刺激肝臟排放膽汁（Liver Flush），同時將多餘殘留的毒素，從肝臟排出，並經由大便將毒素帶出。最好可以在喝下苦茶油、檸檬汁後的一個小時，再喝下由纖維粉沖泡成的汁，這些纖維會在腸道中將肝臟所排出的毒素吸附，形成大便排出體外，否則毒素在大腸中逗留太久，又會被腸壁回收，那就前功盡棄了！

腎臟排毒法

促進腎臟排毒的方法很簡單，只要每天喝一五〇〇～二〇〇〇C.C.左右的小分子潔淨水，把毒素從尿液中排出即可。建議可以使用好一點的濾水器，徹底將水中的重金屬、農藥、戴奥辛等等污染源過濾。可惜的是，現代人因為工作忙或沒喝水的習慣，幾乎很少喝足一五〇〇C.C.的水。在此建議讀者，不妨將每天要喝的水裝在一個或兩個玻璃瓶裡，從早晨起到晚上睡覺，只要一想到就喝，盡量在一天內喝完這些水。幾天下來，你就慢慢知道每天要喝多少水，隔多久要喝一次，習慣養成後就好了！不過，話說回來，有腎臟病的人不能喝太多水，否則會增加腎臟負擔，甚至反而造成「水毒」的症狀。

腸道排毒法

促進腸道排毒的方法，是三餐要吃大量含有纖維質的食物，例如：綠色蔬菜（小白菜、空心菜、芥藍菜、包心菜、花椰菜等）、竹筍、筍絲、根莖類食物（樹薯、蘿蔔等），並將白米改成糙米或是五穀雜糧。纖維質會促進腸胃蠕動，而且是形成糞便的主體，使食物殘渣不會在腸道逗留太久（一旦食物逗留太久，會因細菌發酵而產生毒素，大便也會比較臭）。要養成每天至少排便一到三次的習慣，而且留意大便是否成形（最好是香蕉狀，不是顆粒狀，不是鉛筆狀；也不是散落一堆，更不是腹瀉或是水便，也不能很黏稠），排便時有通暢感與舒適感。只要我們可以保持腸道通暢，毒素自然就不易在腸道累積。如果因為外食或其他因素無法吃到大量的蔬菜，建議讀者可以購買有機蔬菜粉或是纖維粉來補充。

肺臟排毒法

（一）盡量處在空氣清新、負離子較多的環境，可使用負離子偵測器，測測看你居家或辦公環境的空氣負離子含量，並建議使用空氣負離子產生器。

（二）養成呼吸緩慢但較深沉的方式。

（三）最好學習如何腹式呼吸，也就是吸氣時胸部不動，腹部突出；呼氣時胸部依舊不動，腹部凹入。並且時常練習，既可以促進肺排毒又可以按摩內臟。

皮膚排毒法

皮膚排毒法可分為主動和被動兩種，主要的作法介紹如下：

（一）主動皮膚排毒——促進皮膚排毒的最好方法，就是多流汗。想要多流汗，不妨試試下面幾種方法：A、養成有氧運動的習慣，例如：健走、慢跑、爬山，若場地有限，也可在家中跳繩、打桌球、打羽毛球等等。（不過要記得循序漸進，因為有些過敏會經由劇烈運動而誘發）B、常泡三溫暖或泡溫泉，尤其在不容易出汗的冬天，更加重要。市面上有一種簡便的家庭三溫暖烤箱，以及溫泉包等，相當方便，且衛生又經濟，讀者可以參考。（不過，在浴缸裡倒入溫泉包之前，一定要將熱水中的氯氣過濾掉）C、最好可以在有氧運動後（打完球或是使用完跑步機）再做三溫暖，那就更能把深層毒素從體內經由汗液排出，可說是最佳的排毒組合。

（二）被動皮膚排毒——A、洗澡時，用天然絲瓜布輕輕刷洗身體，這種刷洗可擴展皮表微血管等，將囤積在皮下微血管內與淋巴管內的過敏原或毒素，帶到血液循環中，進而排除。B、刮痧的原理與絲瓜布刷洗類似，但更激烈。經由刮痧，有毒素的皮膚部位很容易產生皮下出血，刮完後你將會感到舒暢，因為身體的毒素已被釋放到破裂的微血管當中，等白血球來清除。

找出潛藏的慢性食物過敏原

要徹底根治過敏，就一定要找出慢性食物過敏原不可。我在第二章曾詳細介紹過，你可以選擇用IgE抽血檢測或白血球反應抽血檢測（花錢不花力）或低敏食物＋食物挑戰（花力不花錢）的方式來找出自己的過敏原。但如果真的無法做到，至少可以先採用低敏飲食法，盡可能避開以下常見的食物過敏原：

1. 牛奶製品：鮮奶、奶粉、保久乳、奶精、乳酪。
2. 小麥製品：麵包、麵條、饅頭、包子、水餃。
3. 海鮮：貝類、魷魚、花枝、蝦、蟹，尤其是不新鮮更容易過敏。
4. 花生：花生、花生糖、糙米漿。
5. 芒果：新鮮芒果、罐頭、水果乾。
6. 鳳梨：新鮮鳳梨、罐頭、水果乾。
7. 酵母：啤酒、麵包、饅頭、發糕。
8. 黃豆製品：豆漿、豆腐、豆干、豆花。
9. 雞蛋：蛋糕、蛋餅、蛋塔、皮蛋。
10. 玉米：新鮮玉米、爆米花、玉米罐頭、玉米糖漿、玉米油、喜瑞爾。
11. 蘑菇：新鮮蘑菇、蘑菇醬。
12. 茄科植物：番茄、茄子、青椒、彩椒。

在未徹底查出食物過敏原之前，一定要約束口慾，少吃這些食物，並以下列食物取代：

1. 澱粉類：糙米、小米、蕎麥、燕麥、米粉、冬粉、蕃薯、樹薯。

2. 蛋白質類：味噌、瘦肉（無污染）。

3. 蔬菜類：所有葉菜類，除了番茄、茄子、青椒。

4. 水果類：所有水果，除了芒果、鳳梨之外。

5. 脂肪：亞麻仁油、魚油、冷壓橄欖油、冷壓苦茶油。

另外，有些人會有食物不耐症與化學物過敏，這些並不是典型的過敏反應。解決的方式是，如果是乳糖不耐症者，在吃到奶製品的同時補充一顆「乳糖酶」即可消化乳糖，避免腹瀉腹痛的症狀產生。而有化學物過敏的人則要盡量避免吃到味精、防腐劑（BHT或BHA）、增色劑（人工色素）、人工香料、保鮮劑（二氧化硫）等等，因此在購買食物時一定要詳讀包裝說明。外出飲食時，也要提醒餐廳老闆不要加味精。

解決其他過敏問題

通常過敏患者都可能同時存在多種過敏症狀，例如：鼻炎加氣喘、鼻炎加皮膚過敏等等，嚴重的人甚至會合併自體免疫症狀（類風濕性關節炎、乾眼症、紅斑性狼瘡等等）。如果你發現過敏症狀無法得到控制或根除的話，可能是還有其他過敏存在，最好可以一併處理。

確認有無念珠菌感染

念珠菌感染會干擾免疫系統，使過敏症狀惡化，所以如果有胯下癢、嚴重香港腳或是灰指甲，口腔內有白色塊狀物，婦女有明顯白帶等，就可能是念珠菌感染的問題。要對付念珠菌最好的方法就是徹底禁絕甜食，因為糖是念珠菌的養分，人一旦不吃糖了，念珠菌就會「餓死」。不過，念珠菌是非常難纏的菌種，有時經過半年禁食甜食之後，念珠菌感染好像已經痊癒，其實它的菌株還是在黏膜裡面，此時，只要再攝取一些甜食，感染又會復發。所以真要徹底根除念珠菌的話，必須在症狀消除之後繼續維持療法一、兩年才行。

戰略三／減少發炎的可能

我之前曾經介紹過，所謂發炎，是人體對抗外來物或體內老舊壞死細胞的正常反應，但是失控的發炎卻會造成身體許多不適甚至危險。以下的方法可以幫助我們身體處在最好的調控狀態。

穩定肥大細胞

想要穩定肥大細胞，可以每天服用維他命C五〇〇毫克、生物類黃酮二五〇毫克，這是一次的劑量，每天可視情況服用三到六次，急性發作時甚至可以更高。如果可以服用槲黃素，效果會更棒，每次劑量二五〇毫克，每天一至三次。優質槲黃素若取得不易，可用野生玫瑰花瓣萃取物代替，日本研究顯示，一天五〇〇毫克即有明顯效果。另外，每天飲用海豹油、魚油或亞麻仁油十五C.C.（約一湯匙），於睡覺前服用，也可以讓肥大細胞穩定。

減少自由基

想要減少自由基，除了不能熬夜、多食用有機蔬果外，還要避免過多紫外線照射（例如：早上十點到下午兩點的陽光）。另外，必要的時候也可以補充抗氧化劑（維生素A、C、E，與硒、鋅、OPC以及植物營養素）。這些都有助於減少體內的自由基到處流竄，造成傷害。

避免精糖或甜食

由於葡萄糖與維他命C結構相似，而且都是透過相同管道進入細胞，因此互有競爭性。當身體需要維他命C（例如：發炎或過敏反應）或維他命C不足時（例如：新鮮水果吃不足），如果我們又吃下過多甜食，將使維他命C捉襟見肘，導致過敏或其他發炎反應更為嚴重。所以，想要避免過敏，糖分越高的食品、越精製的澱粉類食品越要避免。另外，也要完全戒掉含糖飲料、糖果、蛋糕、餅乾等食物。若非不得已一定要加糖，我的建議是加優質的代糖，例如赤藻糖醇、麥芽糖醇、異麥芽寡糖、木糖醇、木寡糖，不要使用糖精、阿斯巴甜、蔗糖素等不利健康的代糖。

陳博士小叮嚀

選購維他命C錠或粉末或飲料時，請避免買添加糖分的維他命C，因為為了口感用甜味壓抑酸味，卻也因此連帶地降低療效。木糖醇等優質代糖不會有這個問題，是最佳的維他命C搭配甜味劑。

多吃好油、少吃壞油

吃好油的好處與吃壞油的壞處，我在前面已經有詳細的說明了，在此不再多述。只是要再次提醒讀者，所謂的好油是指未氧化、未氫化、未精製、未發霉、未以化學溶劑萃取的冷壓苦茶油、橄欖油、椰子油、亞麻仁油、魚油與海豹油等等。而壞油是指經油炸氧化、原料發霉、保存期限過期而氧化、部分氫化與高溫精製的一切油脂。記住這樣的原則，相信你就可以為自己找到好油，降低身體過敏的機會。

服用天然消炎藥物

大量的維他命C、生物類黃酮、槲黃素（或是野生玫瑰花瓣萃取物）是強而有力、又無副作用的天然消炎營養品，它們廣泛存在各種新鮮蔬果當中，但因蔬果中又含有許多其他物質，例如：纖維、水分、糖分、其他酸類，如果用來緊急對付過敏，效果可能受到干擾，不如口含或咀嚼上述天然營養品的濃度來得高。但若長期用來預防過敏的話，新鮮的蔬果還是不錯的選擇，只不過要特別留意，這些藏於自然界的消炎物質，會隨著高溫烹煮而破壞，因此必須吃新鮮的蔬果效果才會好。若無法做到的話，最好退而求其次，以口服營養補充品來彌補飲食中的不足。

另外，鳳梨與木瓜中含有大量的消化酵素，可以消化分解血液中容易導致發炎的物質或發炎的代謝物。如果對鳳梨、木瓜不會過敏的人，我建議可以經常空腹食用，或是補充酵素營養品也行。空腹時服下，能夠幫助分解血液中的黏稠物質，而酵素和正餐同時服用，則可幫助消化腸道內的食物。

短期斷食

我非常推薦斷食，因為這符合大自然的規律，而不是違反人性。你想想看，自然界動物生病時的反應，大都是斷食、喝水、休息不受干擾、吃草藥，這是自然的修補法則，人類也是動物的一種，自然也有這種本能。你若心思細膩、感觸敏銳將會發現：當你有食物過敏、鼻子過敏、皮膚過敏等症狀時，會覺得食慾下降、胃口變差，此時你最應該做的，就是少吃一些、吃清淡點，可以的話，最好是完全斷食，只喝水，給身體休息以及重新啟動的機會。

若從生理學的角度來看：食慾下降，是因為發炎導致細胞激素（IL-2、TNF……）等分泌增加的結果。此時若能減少食物攝取，身體就不必一直耗費體力去消化與吸收新進來的食物，而能將全副精力集中在問題上（例如：消炎）。

有些人過敏發作時反而食慾大增，通常是因腸內養分代謝失衡所引起的不正常反應，最常見的為甜食上癮，有點像吸毒過後所引起的身體不適（Withdrawal Symptoms），但身體會告訴你要再吸毒，才能緩解這些不適症狀。這雖然也是一種身體的暗示，但這是不正常的暗示，應該及早矯正。

我在第三章已經詳細介紹過清水斷食的好處，以及如何進行斷食療法，有需要的讀者可以再回到第三章詳讀。請記住，每隔一段時間的斷食，將有助於身體排清毒素、恢復正常機制。要快速、徹底消除過敏症狀，為期兩天的週末斷食法，是不錯的選擇，忙碌的現代上班族可以一試。

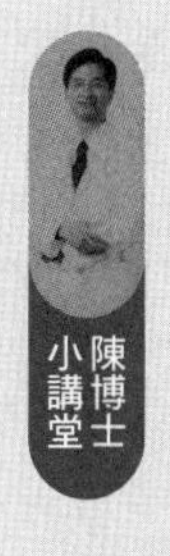

兩天的週末斷食法，輕鬆試試看！

有些人一想到要兩天不吃東西，心裡就很難受，其實那只是心理上的感覺罷了。事實上，我建議讀者可以試試斷食簡易版，體會一下斷食的好處！斷食期間，不可用體力與腦力，最好請假在家或在週末進行，因此，最佳的入門方法，是星期五中午吃飽一點，星期五晚上開始斷食。

星期五中午：可以盡量吃到飽，讓自己的腸胃有飽足感。如此一來，晚上自然比較沒有食慾，就可以順其自然斷食，比較不會覺得難受。

星期五晚上：開始斷食，只喝水，早點上床睡覺。

星期六全天：在家好好休息、睡覺，什麼事都不要做，幫助自己度過難熬的第一天。

星期天白天：應該是舒服的一天，不會肚子餓，精神很清爽，但體力比較弱，不宜動腦力與體力。

星期天晚上：開始吃些流質的、不油膩的食物，例如蔥粥湯和無纖維的蔬果汁，讓身體機能慢慢恢復，以便回復到正常運作狀態。

星期一早上：可以開始吃質地較軟的水果，或是稀飯。

雖然這樣的斷食時間很短，但也可以讓腸胃休息個兩天，門檻低，容易入門，對於體內過敏原和毒素累積比較少的過敏問題或自體免疫疾病，兩天就可以看到效果。雖然還是不如斷食中心的醫療斷食來得徹底，但是如果多操作幾次，也是有不錯的總效果！

戰略四／調整「心理神經內分泌免疫系統」（Psychoneuroendocrinoimmunology）

這是一門相當新興的學問，主要在處理身心與神經和免疫系統之間複雜且微妙的關係。

調適壓力，穩定神經與內分泌系統

適當的壓力是成長的動力，但過度的壓力卻會加速人的老化並使人生病。壓力人人都有，但每個人對壓力的認知與感受卻是不同。

「壓力源」指的是造成壓力的客觀來源，例如：夫妻感情不好、孩子不乖、經濟拮据、老闆很兇、考試、裁員……等等。像去年全球金融風暴所帶來的經濟壓力、股票崩盤、裁員滾滾，逼得很多人想不開，這就是一個巨大的壓力源。

「壓力的認知」表示某人對壓力的主觀解釋，例如：同樣一件事情對A來說可能沒什麼大不了，但對B而言，就如同天塌下來了一樣。例如，同樣被裁員，A可能會想：「不如先放下身段、去打臨時工」，裁員對他來說，所形成的壓力並不會很大；但B可能會認為：「努力了半輩子，心血全都白費了，這一生已經完蛋了……」，他的壓力就非常巨大了。

「壓力感受」指的是壓力是否在某人的心理上或生理上有很深的影響，因為有些人心理與生理的耐受力很強，但有些人卻很弱，容易讓壓力直接影響到心理神經狀態或是生理的運作。這類的人，可能更需要「心藥」來醫治。二二四頁是常見造成壓力的生活瑣事，如果可以找到心藥紓解的話，將可減少壓力源所帶來的身心疾病。

現代人常見的壓力來源和紓解方法

壓力源	紓解源
新房子裝潢、搬新家	有小孩
忙碌的旅遊行程	常運動
週期性的情緒起伏	穩定的異性關係
有些事情難下決定或個性猶豫不決	最近加薪
家中有人最近失業	有固定聚會
常常交作業或報告的截稿壓力	學習新知識或興趣
有被裁員的可能	有好朋友
有些事被拖延	常聽音樂
要求完美、好勝心強	有獨處時間與空間
撫育小孩	常禱告
生活改變	受同業、朋友、家人認同
研讀課業	常接近大自然
單身	時間不緊湊
心愛的人死亡	天氣晴朗
財務有壓力	洗澡時間不受干擾
缺乏親友支持	有零用錢可以隨意花
交通堵塞、通勤時間較長	慶典節日
悲觀	升職
家事做不完	有假期
政治	有本好書可讀
家庭紛爭	有高品質的睡眠
照顧年老雙親	有寵物

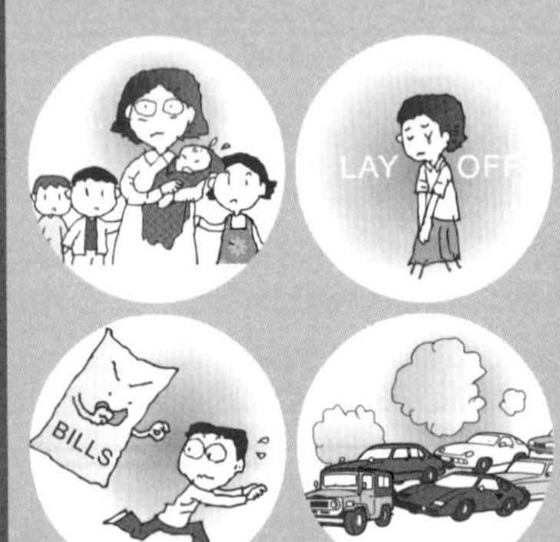

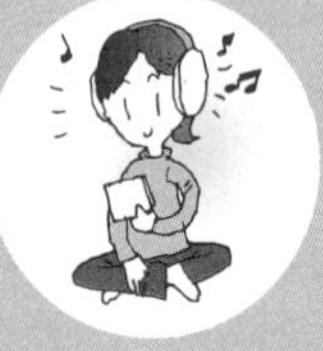

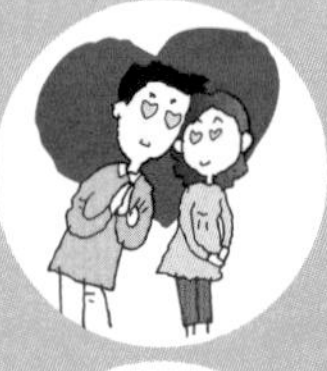

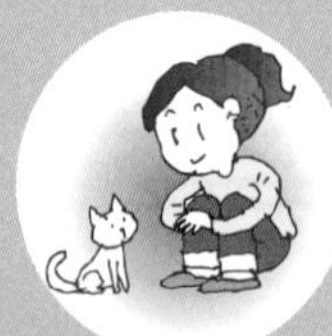

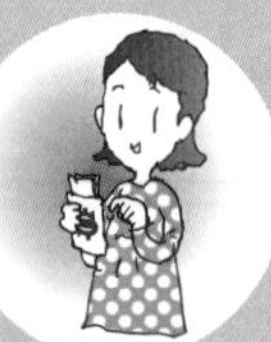

我在第五章也曾經說過，壓力會導致我們的自主神經失衡，進而造成過敏體質，所以要醫治過敏，懂得紓解壓力，也是一個不容忽視的「療法」。

尋求親友支持系統

俗話說：「在家靠父母、出外靠朋友」，這句話說明了一個人在社會上立足，絕對少不了親友的支持系統，尤其當心理、情緒方面遭受壓力時，如果有親朋好友可以訴苦，或有宗教信仰給予慰藉，勢必能幫助解開心結，避免引發心理上的失衡與神經內分泌失調。如果親友的支持系統已經不足以疏導壓力，必要的話，也可以尋求心理諮商師或專攻心理領域的自然醫學醫師協助。

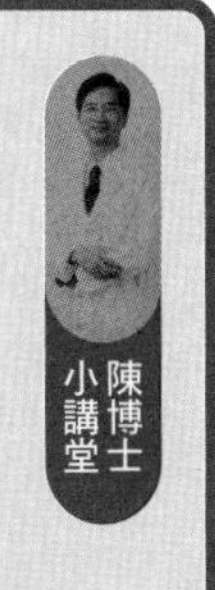

不要忽視孩子的壓力

有一天，我心血來潮，問念小二的女兒，你有壓力嗎？出乎意料，女兒說，我有五個壓力。第一，同學笑我寫字太慢（追問之下原來是同學急著要出去完，草率交卷）。第二，擔心好朋友不跟我玩。第三，妹妹老是搶我玩具。還有第四、第五……。

我有一個病人，成績名列前茅，看來很溫順。我問她有沒有壓力？她說「不知道」。有沒有嗜好或興趣？她說「還好」。她的過敏頗嚴重，一定有壓力，但不會表達。很多在父母強勢管教下長大的小孩，不會表達壓力，但壓力其實是存在的，久而久之就會轉化成生理問題。

現代人連小孩都有壓力，更何況成年人？在我的診所中，我常常花一半以上時間在處理壓力，因為很多人的高血壓、糖尿病、過敏、氣喘、癌症，根源竟然都是壓力。治病要求治本，心病還是要心藥醫。

同樣的壓力源，有些人認為沒什麼大不了，有些人卻會出問題。要紓壓，首先要認清壓力來源，逐一解決。

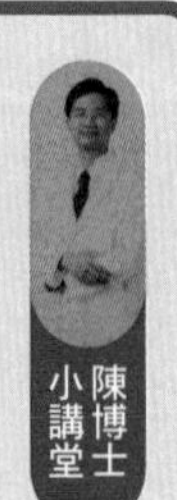

負面情緒和過敏有關

身、心、靈是一體的，是相通的，心理壓力和生理疾病會互相轉換。

現代人由於競爭激烈、人際關係複雜、壓力過大，導致大部分人「負面情緒」居多，例如嫉妒、易怒、恐懼、猜疑、敵意、冷漠、無助、悲傷、憂鬱、挑撥、本位、固執、欺騙、傲慢、霸道、偏袒、否定、反覆……等等。

反觀之，健康的「正面情緒」很少，例如愛、關懷、寬恕、包容、感恩、欣賞、稱讚、愉悅、喜樂、幽默、利他、支持、認同、信任、平靜、穩定。

我常比喻，負面情緒就是心裡的垃圾，如果不傾倒，就會生病。請問，你會把家裡的垃圾堆積在客廳嗎？不會，你會把它打包好，每天固定時間丟給垃圾車載走，否則，垃圾會發臭長蟲。一樣的道理，負面情緒需要每天傾倒。當你心情苦悶時，一定要有人傾訴，這個人可以是另一半、好朋友、父母、子女、兄弟姐妹，甚至是寵物，但就是不可以壓在心裡面。

讓自主神經系統正常化

局部熱療（鼻炎、氣喘）、冷熱療（過敏性皮膚炎）

（一）局部熱療：使用熱毛巾、熱水澡、熱敷包、遠紅外線、溫灸在身體的某些部位，除了可促進局部血液循環，也可使紊亂的自主神經穩定下來。鼻炎患者可熱敷鼻子、眼下、額頭等部位（注意：眼睛不可熱敷）；氣喘患者可熱敷在前胸、後上背等部位。這種熱敷通常適用於怕冷體質的過敏患者，或是局部一寒冷或著涼就會誘發過敏的人。

少數鼻炎患者可能會覺得冷敷比熱敷來得舒服，這是因為他的體質可能屬於實熱或濕熱，不妨可試試看冰敷。但要小心，若無效必須趕緊恢復熱敷。氣喘患者絕對不可以冰敷，尤其不能冰敷前胸或是後上背部，或是用冰冷的水沖洗這些部位，否則很容易誘發氣喘。

（二）冷熱療：皮膚過敏者有些人對熱敷反應較好，有些對冰敷反應較好，有些則覺得熱敷三分鐘、冰敷三十秒，這樣連續循環的效果比較好。基本上，要順應個體差異，以每個人的反應和喜惡為主。但對於胸、背、腹部等重要臟器部位應以熱敷為主，若要冰敷，則要實施上述的冷熱交替法比較安全（熱敷三分鐘、冰敷三十秒）。

用紅外線燈照射後上背

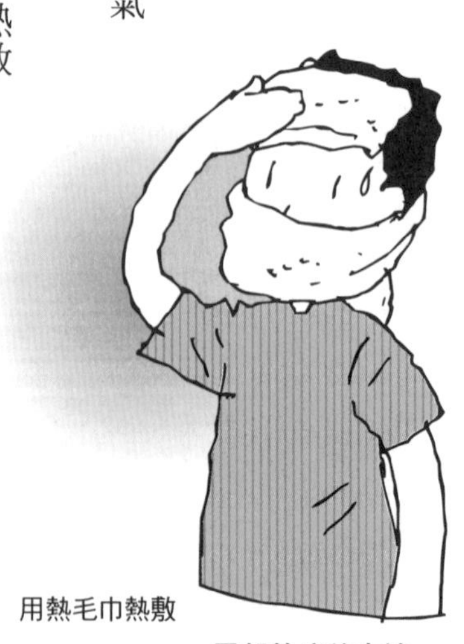

用熱毛巾熱敷

局部熱療的方法

體質水療

體質水療是一種獨特的自然療法，效果很好，但必須持之以恆，並且須由受過訓練的人來操作比較妥當。簡單說來，就是被治療的人躺在床上，治療者以很熱的熱毛巾熱敷，然後換上冰鎮的冰毛巾冰敷，再蓋上厚棉被，如此交替進行，一個循環為三次。在診所裡，我們有時會在小腹和後背通上微弱的直流電流，以加強效果。

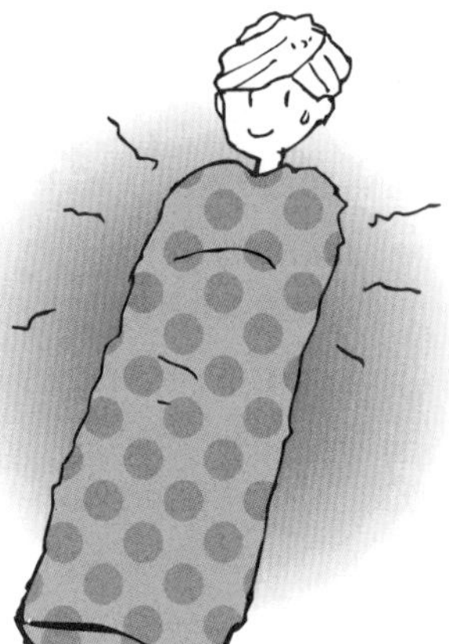

體質水療是自然醫學各項療法中，流傳百年以上、頗受好評的一項重要水療法，但由於必須要有熟練的助理來執行，很難自行操作，所以如果讀者想要嘗試，我建議可以使用我綜合體質水療、熱療法、冷熱交替法所改良的「春捲療法」。（有關「春捲療法」的作法，詳見我其他的著作。）

春捲療法

多做身心運動（Mind-Body Exercise）

身心運動雖然包括瑜珈、八段錦、太極拳、易筋經、五禽戲、形意拳、站樁功、外丹功、法輪功、梅門氣功、大雁功法、自發動功、自救功法、各式氣功等等，其實這些運動在生理學上的作用很類似，治病強身的目的也大同小異，只是部位與功效有些不同。只要找一種好好練，你就可以達到「有病治病、無病強身」的效果。不過，我個人偏好動功，不推崇靜功。沒有動作的靜功，例如氣功，練不好會走火入魔。動功就比較不會，動作做得順不順自己和旁人都看得出來，而且可以訓練肌肉神經骨骼系統的協調。就我所知，八段錦是最安全、最易學的動功，太極拳和易筋經是最有效果的動功，瑜珈的效果比較弱。

身心運動對調整自律神經與紓解身心壓力有絕對的幫助，只要每天早上起床好好練習半小時，勤練百天，達到「百日築基」，就可以開始感受威力，不但下盤開始穩固，而且內氣開始充沛，外在的壓力就不易干擾身體的正常運作。練習身心運動最怕一曝十寒，沒有恆心與毅力。它對身體的效果是緩慢累積的，也就是英文說的Slow but Steady，千萬急不來。記得要越慢越好，欲速則不達。

晨起時循序漸進以有氧運動（Graded Aerobic Exercise）培養耐力

早上起床後到早餐前，是一天之中最佳的運動時刻，因為不但可活動睡了一晚的筋骨，而且更重要的是，晨起運動可促進腎上腺皮質醇（Facilitate）的分泌，使日夜的荷爾蒙分泌更有規律。荷爾蒙的上升波幅更加提高、下降波幅更加下沉，白天會變得更有精神、不易疲倦，晚上也會睡得更深更甜。

大家要知道，劇烈的運動，不但會造成運動傷害，有時還會擾亂自主神經、引發過敏。因此，過敏患者的運動千萬必須緩和，量力而為，循序漸進，最好設定從最大心跳率（MHR）五五％開始，逐步增加五％，幾個月之後達到八〇％。例如，從事慢跑等有氧運動時，可以戴一支偵測心跳的手錶，邊跑邊看看手錶上的心跳，控制在比方說每分鐘一一〇下。

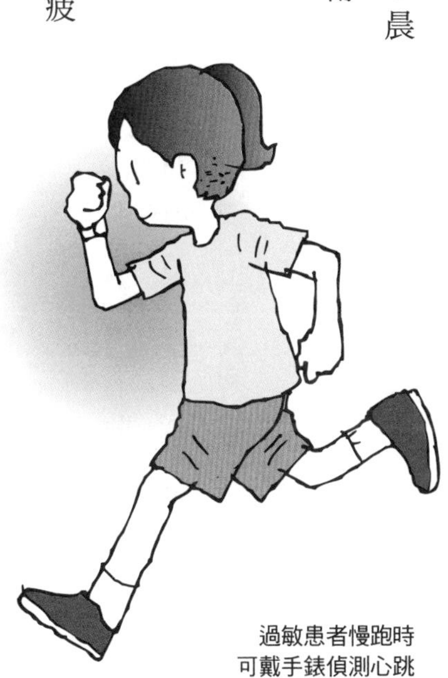

過敏患者慢跑時
可戴手錶偵測心跳

至於前段所提及的身心運動，則因為較為緩和，最大心跳量不但不會超過，

最大心跳率（Maximum Heart Rate）的計算方法是ＭＨＲ=（220－年齡）×Ｋ％。
體弱的人Ｋ值為55，坐辦公桌的上班族和肥胖族Ｋ值為60，一般活動量的人Ｋ值為70，常做體力勞動的人Ｋ值為80，運動員Ｋ值為90。

長期練習之下，還會減緩心跳（因為身體更有效率了，心臟不必跳那麼快）。因此，身心運動是過敏患者最需要、也是最有益處的運動。我常呼籲，如果一天只做一種運動，應該只做身心運動，如果一天做兩種運動，才加有氧運動。而且我認為運動的先後順序也很重要，在進行有氧運動前，我強烈建議過敏患者先做身心運動，以暖身和補氣，等氣補足了，再去做有氧運動，耐力就會提高，有氧運動就比較不會傷身。

認清體質，從生活習慣及飲食調整

我們體質的寒熱屬性雖然是與生俱來的，但和出生地點、出生季節、居住環境、飲食習慣都有密切相關，而且同一個體質，也會受到日夜與四季交替的影響，而有某種程度的變化。

出生在熱帶地區（台灣）、酷熱季節（盛暑）的嬰兒，為了排熱，汗腺比較發達，所以長大之後，體質容易偏寒性。反之，出生在溫帶地區（中國東北、美國西雅圖）、寒冷季節（寒流）的嬰兒，長大之後，體質容易偏熱性。

我以前在美國念醫學院時，有一個白人同學叫Adam，來自阿拉斯加，在攝氏四度的戶外，可以穿短袖吹風雨、三個小時，我問他不冷嗎?他說很舒服。而來自亞熱帶地區的我，在同樣的溫度下要穿大外套，還覺得冷。我如果跟著同學穿衣服，保證會傷風感冒，這就是體質差異明顯的例子。所以說，寒熱的感受是很主觀的，不能以偏概全。

台灣人幾百年來都住在亞熱帶，祖先也都來自大陸東南沿海，所以體質以偏寒性居多。我在臨床上觀察，也的確發現寒性多於熱性，尤其是女性。初步估計，過敏患者中，有七五%屬寒性體質、二五%屬熱性體質。認清自己體質的寒熱屬性相當重要，本書第九十九頁有寒熱體質自我檢測表，建議每位讀者都要試做，統計得分，以玆判斷，並從日常生活中的飲食、辛香料、營養補充品、天然藥物當中進行調養，會使身體處於較平衡、功能比較和諧的狀態。否則，吃錯寒熱屬性的食物或藥物，輕者身體還撐得住，重者就容易生病。我在臨床上，看到很多寒性體質的人嚮往生機飲食，每天大量飲用寒性的蔬果汁，導致身體出問題，這就是疏忽寒熱屬性所造成。

如果你是寒性體質，請避免冰飲及寒性食物，例如：西瓜、大部分瓜類、水梨、薄荷等，要多吃熱性食物，例如：薑、胡椒、大蒜，平時要注意保暖。蔬果汁當中，記得要加生薑、乾薑粉、肉桂粉、大蒜汁、甚至胡椒粉，以中和它的寒性。

如果你是熱性體質，則要少吃熱性食物，例如：薑、胡椒、大蒜、辣椒等，要多吃涼性食物，如：大部分瓜類、水梨、椰子汁、薄荷等，平時要保持身體涼爽。

得到內分泌系統支持

提升腎上腺支持（Adrenal Support）——不熬夜、高品質睡眠、不用咖啡因或刺激性藥物，服用花旗蔘、甘草、維生素B群。

（一）睡眠品質要好——不要熬夜，最好每晚十一點上床睡覺，一定要睡足八小時。要知道每晚十一點到三點是肝臟最忙碌的時間，如果我們在這個時候可以躺平的話，肝臟將是平時的二至三倍大，開始充分工作，如果沒有足夠睡眠的話，則會加重肝臟的負擔。

（二）避免刺激性食物——避免服用刺激性食品或是藥物，例如：咖啡、茶、汽水、可樂、安非他命、毒品等等。晚上六點之後千萬不要喝含咖啡因的飲料，若對咖啡因較敏感或腎上腺確定疲乏的人，更要完全避免。

（三）服用花旗蔘——每天早上與下午（避免晚上服用），可服用花旗蔘粉○・五至一公克，最好是沖泡熱開水飲用。花旗蔘裡面有些成份是腎上腺皮質醇的原料，所以吃花旗蔘可以補氣的原因就在這裡。

（四）維生素B群——早、午飯後補充天然維生素B群，可以讓一整天精神很好，體力充沛。

了解甲狀腺支持——做體檢、問卷、唾液、抽血檢查

如果你有怕冷、體重增加或是下降，老是倦怠、皮膚乾燥、反應稍慢等問題，建議你檢查甲狀腺的功能。有經驗的醫師可以經由體檢的肌腱彈跳反應，查出甲狀腺是否低下。有些問卷也可問出個大概。現代的醫學檢驗技術一直在進步，甲狀腺荷爾蒙的檢測以前要抽血，現在已經可以從唾液中測出，相當方便。

甲狀腺功能與過敏問題會相互影響，一旦知道過敏患者的甲狀腺功能低下，就可以靠天然甲狀腺素的補充，或天然藥物的使用來改善甲狀腺症狀，如此一來，過敏問題也就更容易處理。

一般醫師所使用的甲狀腺西藥，是人工合成的甲狀腺素T_4或T_3，比較容易有副作用。自然醫學醫師向來比較喜歡用天然荷爾蒙，天然的甲狀腺荷爾蒙因為來自真實、乾燥、潔淨的豬隻甲狀腺，不但沒有副作用，而且含有全方位的甲狀腺成分，例如T_4、T_3、T_2、T_1、還有碘以及其他天然成分，效果比人工甲狀腺藥物理想，而且在歐美醫學上已經使用一百多年，相當值得信賴。

至於提升甲狀腺功能的天然藥物有哪一些呢？其實和提升腎上腺功能的天然藥物有很大的重疊性，常見的草藥有：冬蟲夏草、刺五加蔘、高麗蔘、黃耆、乾薑、甘草、淫羊藿、紅景天、南非醉茄（Withania Somnifera）、變色鳶尾花（Iris Versicolor），另外，酪氨酸（L-Tyrosine）、天冬胺酸（L-Aspartic Acid）、茶胺酸（L-Theanine）、β-谷甾醇（Beta-Sitosterol）也有幫助。

結論——陳博士的苦口婆心

羅馬不是一天造成的。

過敏的形成，也不是一朝一夕。想要根治過敏，不是一顆仙丹妙藥就可達到，而是要弄清楚過敏的來龍去脈，找出自己致病的原因，對症下藥，不斷努力，身體力行，才能達到目標。

本書所提到的，都是我多年來治療過敏的法寶，臨床成功案例很多，最初源自於我年幼時和過敏的奮鬥過程。從小嘗試西藥、打針，不但毫無效果，而且越醫越麻煩。成年之後，轉而求助於中醫、針灸、中藥、歐美正統的自然醫學等，在另類醫學中，我找到了答案。我念了兩次醫學院，考上五張醫療證照，目的不在收集證照，而在於「自救」：從各種醫學當中找尋醫治自己和家人的方法。把自己治癒之後，我推己及人，開始用看診、研發、演講、寫書來幫助他人，希望人人能遠離病痛，脫離苦海。

我綜合各家醫學的治敏精華，不但根治了自己的鼻子過敏、皮膚過敏、氣喘、慢性中耳炎、偶發性的關節炎，還幫助很多急性和慢性的過敏患者恢復健康。我自己就是第一號成功案例，而且治癒十年以來，幾乎沒有再復發，生活品質不可同日而語，人生變得充滿意義。只有生過病又重拾健康的人，才知道健康的可貴。

許多人沉迷於口慾、生活在污染的環境當中、過著錯誤的生活方式，身體當然會每況愈下。目前，過敏人口已高達八〇%，不是沒有原因的。不要怪基因不好，而要怪自己沒有認清事實、下定決心。

只要你可以克制不當的食慾，吃對食物、避開壞食物，改善居住環境、選用適當的天然營養品、消除過敏原和毒素、降低全身總負擔、強化排毒功能，並將生活作息調整好，適度的運動、消除壓力，好好徹底落實天然的簡約生活，相信你會和許多我所治癒、宛如重生的患者一樣，找到人生的希望。

附錄的「向過敏說Bye-Bye」，是為了忙碌的現代人而編製的。我精選本書重點中的重點，加以進一步解說，並以輕鬆的圖文方式呈現，尤其對台灣的居住環境，有具體改善的建議，希望大家能受益。尤其是小朋友，可以從小冊子讀起，和父母親一起探討其中的道理，一起改善環境與生活習慣，如此，從小紮根，就可以一輩子遠離過敏，過著清爽、高品質的健康生活。

附錄

案例分享

來函照登

成功案例一：

改變飲食、補充營養品，五天就不用開刀了！

二〇〇六年十一月底工作上承受很大的壓力，雖然很快的解決了問題，十二月初偶爾覺得右耳悶悶的。看了幾家耳鼻喉科也沒改善，十二月十六日右耳塞得很厲害，但隔天又好了。就這樣反覆發作，愈來愈嚴重，還伴隨著耳鳴、重聽和頭暈。

接下來兩週，分別到郵政醫院眩暈科和長庚醫院耳鼻喉科作血液、平衡、聽力、耳內掃描，報告還沒出來。

長庚的醫生說，應該是耳內積水、梅尼爾氏症，吃藥無效就要開刀。我吃了兩天的藥，病情愈加沉重，走在路上不禁熱淚盈眶。

十二月二十四日鄰居郝小姐知道了，熱心帶我去看陳博士。博士要我不要吃小麥、糖、及奶製品，並服用大量維他命C。

我半信半疑地開始嘗試，沒想到病情立刻大有起色，三天內好了八成。

十二月二十八日到長庚看報告，醫生說不用開刀。

目前我仍依照陳博士的意見服用維他命C，配合飲食及針灸，並已銷假上班。

這次的經驗，神奇又美妙，在此感謝陳博士、郝士英小姐，並與有緣人分享。

Lisa寫於台北　二〇〇六年十二月三十一日

陳博士的回應：

謝謝Lisa的分享。Lisa基本上是過敏與壓力引起的慢性中耳炎。

我在美國臨床上，看過無以數計的過敏案例，Lisa只是其中的一位。因為看太多了，所以，當我簡短幾分鐘，問出Lisa的情況後，我就教她真正徹底解決的辦法。

但是，我不開藥不打針，只建議幾個簡單到不行的方法，竟然想要取代耳鼻喉科的引流手術，所以，難怪Lisa與她先生都半信半疑。這我不在意，因為這常是第一次接觸自然醫學的人的反應，重點是Lisa照做了。

五天之後，中耳炎引起的積水完全消退，免了這一刀。現在，Lisa應該知道，引起她中耳積水的原因是什麼。

發炎、積水只是現象，徹底處理的辦法，不是吃消炎藥、也不是開刀，而是要把原因找到、徹底移除。

這個真實案例，希望可以讓大家有所收穫。

Dr. Chen 於台北　二〇〇七年一月二日

成功案例二：

一次越洋電話諮詢，照做之後，Gabe皮膚完全好了，不再抓癢。

在二〇〇八年一月以前，有近三年的時間，我們全家能一覺睡到天亮的次數用兩隻手都可以數出來。二〇〇五年Gabe出生，比預產期早了整整一個月。

一開始我也嘗試餵母奶，但是三天後再到小兒科回診，Gabe的體重較出生時掉了百分之十。醫生很鄭重的告訴我，母乳不夠，除了母奶還需補充配方奶。我們聽了醫師的建議，但一用配方奶後，Gabe就不太喝母奶了。到了Gabe六個月時，臉上身上長滿了紅疹子，兩腳後跟常常都磨破。帶去給小兒科醫生看，他給我們開了含有類固醇的藥膏擦。一開始，好了幾天，但沒幾天，疹子又出來了，就這樣反反覆覆直到Gabe近一歲。

Gabe一歲時，朋友介紹我們去看另一位兒科醫生，醫生一看就說是牛奶過敏，建議我們換一種特別的胺基酸配方奶（amino acid based formula）。這種配方奶是一般配方奶價錢的四倍。換奶以後Gabe的狀況並沒多大改善，他半夜還是常常抓癢。後來醫生抽血做了過敏原檢驗，發現他對奶、蛋、小麥、燕麥、黃豆，都有過敏。醫生告訴我們避免這些過敏原，但還是要我們繼續喝配方奶，並且開了抗組織胺的藥（Zyrtec）。這一吃就吃了一年半，但是情況總是好好壞壞，而且壞的時候居多。這對我們全家都是很大的壓力，Gabe晚上沒辦法睡過夜，每天都在抓癢，常常從半夜三點抓到清晨。白天時，幾乎每分每秒都得看著他，深怕稍不注意，他又會抓到皮破血流。為了避免他抓，我們每天都是把他包得密不透風。甚至夏天也讓他穿著長褲。每天洗澡也是一場痛苦的掙扎，因為他皮膚有很多抓破的地方，碰到水他總是痛得哭叫，這一切除了讓我心疼外也讓我心力交瘁。他兩歲時再做了一次過敏原檢驗，看到報告我哭了——這次的結果更糟糕，除了原來的過敏原外，連常吃的東西也成了過敏原，這包括了米、蘋果。他能吃的東西已經很少了。

二〇〇七年暑假回台灣，逛書店時，老闆推薦了陳醫師的《吃錯了，當然會生病！》的書，回美國仔細研讀後才了解到除了過敏原外，用油也是很重要的。反式脂肪和過敏有很大的關聯，而且西醫對於過敏也沒什麼好方法。這同時我也每天上陳醫師的部落格，讀了許多陳醫師的文章，我停了Gabe每天吃的Zyrtec及昂貴的配方奶。

雖然停了西藥和配方奶，Gabe還是每天抓癢。二〇〇七年十一月，我們非常幸運，陳醫師在百忙之中，願意接受我們的越洋電話諮詢。陳醫師告訴我，Gabe的消化系統也有問題，所以驗血時才對這麼多食物有過敏反應。除了避免主要過敏原外，還要補充好油、益生菌及一些天然的營養品。更重要的是杜絕一切壞油及精糖。因為Gabe吃西藥太久，體內毒素也累積很多，他每天還在抓癢就是因為毒素累積太多，必須使用天然的維他命排毒。陳醫師也告訴我，用燕麥讓Gabe泡澡，用天然油保濕，我們遵循陳醫師的指示，一個多月下來，Gabe的皮膚有很大的好轉。他抓癢的次數越來越少，可以睡過夜了。到現在他的皮膚完全好了，不再抓癢。也因為補充好油的緣故，雖然美國天氣乾燥，他的皮膚不再粗糙，就如正常小孩，我們全家也終於能夠一覺睡到天亮了。家裡的氣氛改變好多，我們不用再每天戰戰兢兢了。

現在我把陳醫師健康飲食的觀念告訴我的家人及朋友，也向他們推薦陳醫師的書。

我非常感謝陳醫師寫了這麼好的健康飲食寶典，告訴大家健康飲食的重要，也謝謝陳醫師願意在百忙中接受我們的諮詢。從Gabe的身上我親身體驗到自然醫學的神奇及健康飲食的重要。

怡佳於美國新澤西州　二〇〇八年三月三十一日

陳博士的回應：

我在美國診所裡，看過許多因為過敏而「體無完膚」的小朋友，但是這個案例，至今仍未見過面，僅靠電話諮詢就有很好的效果，因為媽媽相當的配合，這位媽媽真的很用心。

Dr. Chen 於美國加州矽谷　二〇〇九年九月五日

成功案例三

五年的疼痛，三天的療程就可以一覺睡到天亮。

Dear Dr. Chen：

上完「過敏班」的課回來以後，好幾個朋友打電話問我：上課情形怎麼樣？值不值得呀？我說：太好了！Priceless。能夠知道如何找回健康，是千金也換不回的，不是嗎？

五年前得了自體免疫性疾病，我就一直在尋找根治的辦法，查閱書籍、醫學資料，把自己當白老鼠，嘗試各式各樣的天然補充品，學氣功、做運動。然而，隨著生活步調的忙碌，關節疼痛日漸加劇，萬分不想依賴西藥的情況，臨到痛死邊緣，還是不得不把一粒一粒的止痛藥吃下去，一針一針的免疫抑制劑往大腿上扎，疼痛得到舒緩，但是副作用卻來了——我的子宮必須被切除掉。

對於渴望得到健康的人，只要有一線希望都願意嘗試。就在我手術過後，躺在病床上，讀著我妹妹從台灣帶來陳醫師的書，我一遍又一遍看著，對照著過去查的資料，長久以來病痛籠罩灰色的天空漸漸露出曙光。我於是採用陳醫師所講的方法，改變飲食、補充天然維他命、斷食療法等全面治療，竟然所有關節疼痛減輕一半，半夜不再被痛吵醒，五年來終於可以一覺到天亮。

在上完「過敏班」的課，我終於了解，原來過敏沒治好，會惡化成自體免疫性疾病，原來自己每天都在吃過敏的食物，太多過去所不知道的惡性循環，終於找到前因後果的解釋。雖然我的病還沒有百分之百痊癒，但是至少我知道該怎麼做，不至於再瞎子摸象，在前往健康的路上不必走上「不治之症」。謝謝你，陳醫師！

Lillian 於美國加州矽谷　二〇〇九年八月十八日

陳博士的回應：

Lilian的類風濕性關節炎已經導致關節開始變形，也做過關節手術，但是西醫就是沒辦法，只能靠類固醇與止痛藥。我告訴Lilian該怎麼做，只試了簡單的三天清水斷食，她就體會到疼痛消失，而且可以不吃類固醇，這是五年來不可能的事。

治療才剛開始，我要讓Lilian知道，這個病是可以治好的，而且不必吃類固醇。出書的此時，Lilian剛剛在加州某檢驗所接受白血球反應抽血檢驗，未來將進行一系列的飲食調整與營養品的補充，屆時就可以完全恢復正常，重拾健康，不必再受類風濕性關節炎的困擾。

Dr. Chen 於美國加州矽谷　二〇〇九年九月五日

成功案例四

複雜的過敏症狀，半年內好了九〇%。

當初因看了陳博士的書，心裡確定女兒有過敏體質，只是不知對何種食物過敏。直到做了過敏原的檢測，才正式暫時避開所有過敏的食物（還包括她自己吃了會有不正常反應的），當時是二〇〇九年三月份。

我每天煮三餐，女兒上學我就親自送便當，並請她自己開菜單，同時也補充幾種營養品，其中有維他命C、綜合維他命、海豹油，有益菌和藍藻，更重要的是修補腸道的胺基酸，完全不吃餅乾、糖果等垃圾食物，我要她做一個口鼻敏銳的人。她從兩、三天排一次便到天天排黑便（約三個月）。在這樣的修復過程中，整學期的課上不到二分之一，因為她常常想睡覺，好不容易暑假終於來臨，我推掉所有活動，全都因為要在外面吃，女兒每天吃我煮的三餐，我用好油（小孩只喜歡苦茶油），常煮五穀飯，給她喝純淨的水，每天帶她到田野騎腳踏車運動，增強她的體力和耐力，直到九月份開學（她現在國二），這是我女兒所期待希望能天天上學，感謝上帝，她真的可以做到正常作息，漸漸能吃之前不能吃的過敏食物，而且可以吃的東西越來越多種，身體上很多小症狀也漸漸改善了。在此我要謝謝陳博士寫了一系列保健書籍，讓我知道原來生活可以如此簡單，而生命卻這麼美好，希望小小見證能讓更多人吃出健康，並改善過敏體質，進而達到治癒的效果。

最後祝陳博士的新書能賣出長紅，排行榜名列第一！

郭小妹的媽媽 於台灣桃園 二〇〇九年十月一日

陳博士的回應：

郭小妹對食物和環境的化學污染非常敏感，小學四年級時，有一次全家吃晚餐，大家吃得津津有味，毫無異樣，只有郭小妹卻吃出來魚肉有塑膠味。我因此暱稱郭小妹為一%，意思是一〇〇人當中，只有她一人會聞出怪味。而我雖然感官靈敏，但也只有三%，功力略輸一籌。我告訴郭小妹的爸媽，家中有這麼敏銳的小孩，是好事，要把她視為全家健康的守護者，食物有沒有污染，問她就對了。

我第一次看到郭小妹是二〇〇九年三月，她的IgG慢性食物過敏原報告，呈現嚴重的牛奶與雞蛋過敏（其實是破表了）。她仔細寫了十八個困擾的問題，帶來請我解釋，我發現大部分和過敏或毒素有關，例如吃水果會有痰、吃豆皮眼睛會癢、眼睛疲勞、起床有眼屎、喝水會心悸。而身體非常容易產生靜電的原因是油脂缺乏，一喝到冷壓苦茶油就全身舒服。運動時會手腳冰冷也是常見的過敏兒症狀。總之，看似極端複雜的全身症狀，給予正確的營養品與生活飲食建議之後，很快開始改善，一個月之後，姐妹倆就寫信來感謝。到了八月份，媽媽從電話中告訴我們，困擾的症狀已改善了九〇%。

多吃好油、補充抗過敏的營養品，積極配合，都是痊癒的關鍵，而吃了足量的麩醯胺酸，更是讓腸胃道修補快速，很多以前不能吃的食物，現在都能享用了。

Dr. Chen 於台北　二〇〇九年十月六日

向過敏說
Bye-Bye

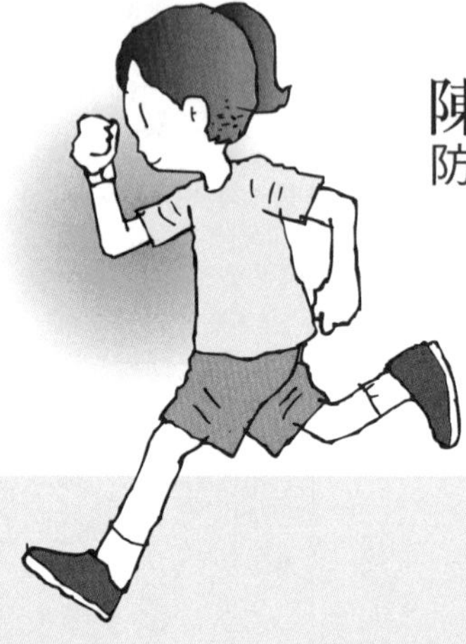

陳俊旭博士的
防敏絕招實用手冊

過敏的五不和五要

居家防敏篇

環境防敏篇

生活防敏篇

過敏緩解篇

一 過敏的五不和五要

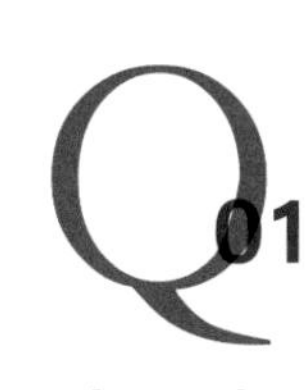

Q01 什麼是「過敏五不」？

第一，不吃冰

人體的氣管、食道、胃旁邊布滿了密密麻麻的迷走神經叢和自律神經叢。吃冰的時候，會刺激這些神經叢，讓它反應過度，長久下來，就會神經錯亂。過敏患者的自律神經通常紊亂，如果想要恢復正常，又怎麼能吃冰呢？另外，不能吃冰的原因是：這麼冰的食物，進入攝氏三十七度溫熱的體內，會使得經過的部位馬上血管收縮，不但呼吸道疾病好不了，胸腹部的血液循環急速下降，連帶引發胃食道逆流、胃潰瘍、消化不良、經痛、月經有血塊……等等問題，牽連甚廣，不可不慎。

如果真要吃冰，必須先含在嘴裡，加熱到與體溫接近再吞下，而且只能吃幾口，因為吃太多的話，口腔一時也很難回溫。我個人的臨床心得是，想要改善呼吸道的過敏體質，絕對不可以喝冰水，一年一次都不行，如此七年之後，肯定可脫胎換骨，換一副全新的、強壯的呼吸道。

想改善過敏體質，絕不能吃冰。

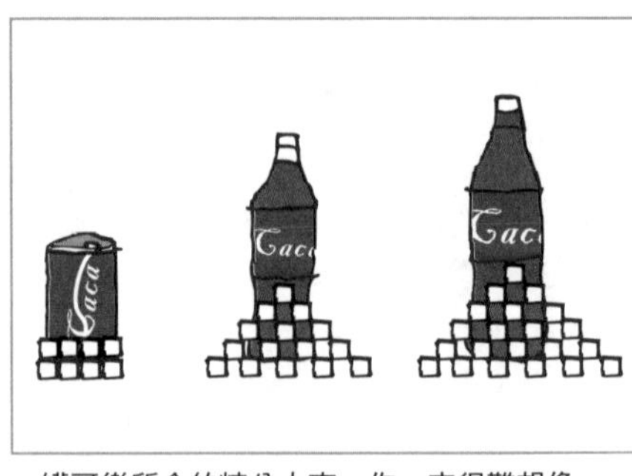

一罐可樂所含的糖分之高，你一定很難想像。

第二，不吃糖

現代人實在吃太多糖了，尤其是精糖。你知道嗎？一罐可樂含糖三十六公克，相當於八顆方糖。你不會給小孩子一次吃八顆方糖吧？但你卻會任由他喝一罐、兩罐、三罐超甜的飲料。

吃糖會生痰。吃了糖之後，會降低白血球的工作能力，使免疫系統混亂，減緩支氣管纖毛的蠕動。維他命C是天然的消炎藥，可以舒緩體內的過敏反應，而且可以強化體內的結締組織，使黏膜、皮膚、血管正常。但是，糖會和維他命C競爭，降低維他命C的功能。換句話說，吃太多糖會讓身體的發炎失控，過敏難以痊癒。

第三，不碰壞油

細胞膜和神經構造都需要油脂。肥大細胞膜不穩定，會誘發過敏；自律神經系統不穩定，也會誘發過敏。所以，如果常吃壞油或是不吃油，過敏就會惡化。現代人飲食當中，九〇％幾乎都是壞油，包括氫化

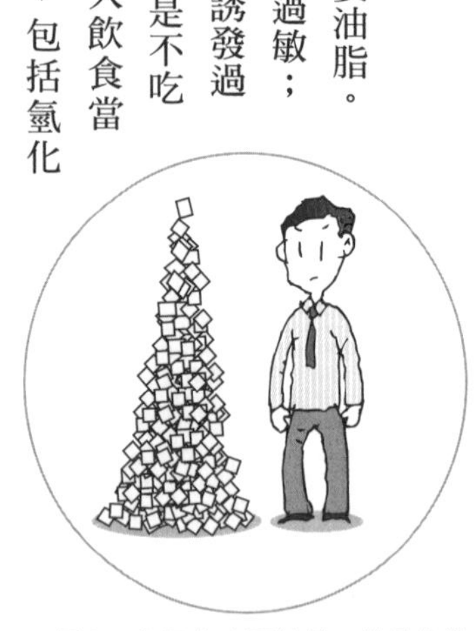

一個人一年平均吃下的糖，份量非常驚人。

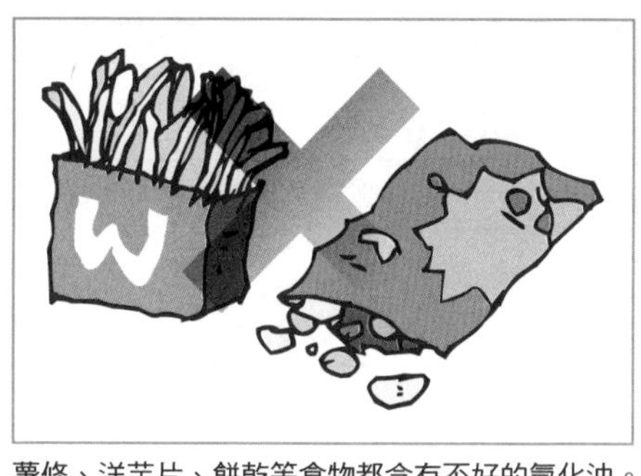

薯條、洋芋片、餅乾等食物都含有不好的氫化油。

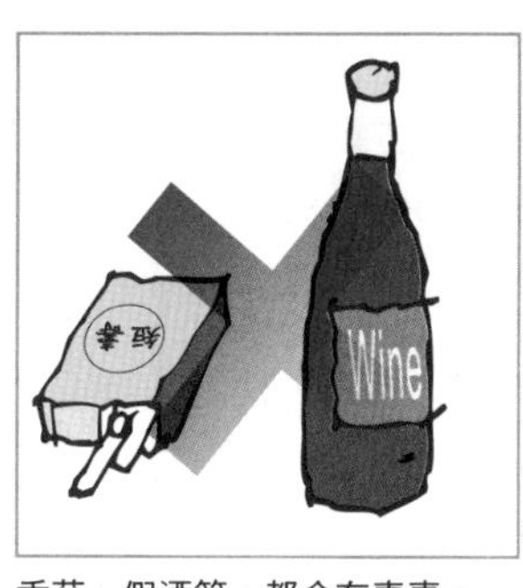

香菸、假酒等，都含有毒素。

油、氧化油、精製油、化學溶劑萃取的油、原料發霉的油、回鍋油、餿水油……等等。氫化油是壞油之首，其中的反式脂肪，是地球上原本不存在的物質。吃氫化油，差不多等於在吃塑膠油，吃多了，除了會造成心臟病、腦中風外，還會干擾免疫系統，產生過敏、自體免疫疾病及癌症。我發現很多年輕人常吃含氫化油的薯條、洋芋片、餅乾、麵包，手臂後面往往長出脂肪瘤。經過高溫油炸過後的氧化油，只要一吃，也會誘發過敏。

第四，不碰過敏原

要根治過敏，不管是急性還是慢性，一定要弄清楚自己到底對什麼過敏，盡量避開。你猜，大家最容易過敏的食物是什麼？答案是牛奶！所以我發現，只要叫病人把所有奶製品和壞油停止，大部分過敏就好了一半，甚至就這樣痊癒的人也有。

任何人對任何食物都可能過敏，要測出自己的過敏原，有兩種方法：一是花錢不花力（抽血），二是花力不花錢（低敏飲食＋食物挑戰）。為了精確判斷，我常建議先做前者，再搭配後者。會過敏的食物其實並不是一輩子都不能吃，而是要先把過敏原和毒素排乾淨，把體質調好了，對過敏原的容忍度就會提高，就可以吃一些。至於要吃多少，可以從誘發的反

台灣人七大急性過敏原排行榜（2007 年）
塵蟎、螃蟹、狗皮毛、蛋白、牛奶、蝦、蟑螂
台灣人十大慢性食物過敏原排行榜（2006 年）
牛奶、蛋、小麥、黃豆、堅果類、玉米、海鮮、鳳梨、酵母、葡萄柚
美國人七大慢性食物過敏排行榜（2000 年）
牛奶、蛋、小麥、玉米、芝麻、柳橙、黃豆

常見的幾種過敏原，請盡量不要碰。

應來判斷。如果常吃西藥壓抑過敏症狀，或是體內毒素太多，過敏反應會越來越激烈，甚至很容易引發過敏性休克。現代由於西藥氾濫、環境污染，有這種激烈體質的人越來越多，值得特別注意。

第五，不碰毒素

毒素雖然不是過敏原，但也會誘發過敏反應。當今的環境和飲食當中，約有八萬七千種人造化學物質，每天被吸進或吃進體內。

人類在地球上生活了很久，向來只吃天然食物。但是最近五十年來，飲食發生劇烈改變，問題食物和黑心食物充斥，例如：農藥、化學肥料、防腐劑、人工色素、人工香料、人工調味劑、人工激素、抗生素、戴奧辛、塑化劑、壬基苯酚、雙酚A，已成為常見的食品成分。我們應該吃有機食物、完整食物，盡量避開所有毒素。此外，人工的香水、乳液、化妝品、洗衣粉、香皂、牙膏、洗髮精，也該避免，改用天然的。香菸、假酒、甲醛、化學溶劑、汽車廢氣、工廠廢氣，也要盡力避開，否則進去容易出來難。氣喘、鼻敏，有人從空氣污染的地區移民到空氣乾淨的國家，就奇蹟式康復；蕁麻疹、異位性皮膚炎、濕疹、牛皮癬，有人也只是換個香皂或洗衣粉就大幅改善。

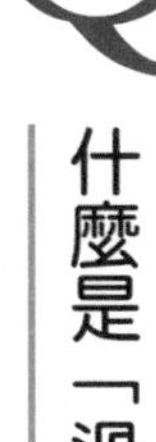

什麼是「過敏五要」？

過敏患者必須做到五要，首先是「要多吃好油」，尤其是含Ω3的海豹油、深海魚油、亞麻仁油，每天一至兩湯匙，有明顯的抗過敏與消炎的效果。烹飪用油方面，建議多用冷壓的苦茶油、椰子油、橄欖油，其中苦茶油對身體最好、冒煙點也最高，是台灣的國寶，但購買時要注意苦茶籽的品質好壞，須檢驗黃麴毒素含量、重金屬與農藥殘留、酸價高低。其實，好油不但可以吃，更可以擦，例如皮膚過敏可以擦苦茶油；尿布疹可以塗綿羊油，隔天就消退；濕疹可以塗鴯鶓油。

第二，「要多吃好菌」，體內的好菌越多，腸道功能越正常，就越不容易過敏。水溶性纖維也要多吃，因為這是好菌的食物。第三，「要多吃抗氧化劑」，蔬果富含維他命C、E、A、生物類黃酮、OPC等，也是很棒的抗過敏消炎藥，不管是生吃蔬果、喝新鮮有機蔬果汁、吞服營養補充品，都有效果。第四，「要多按摩」，每晚洗完熱水澡後，在床上按摩十分鐘，既可以幫助睡眠，又可促進血液循環，調節神經免疫系統，改善過敏體質。（方法請參考本書第一〇七頁敲足三里、揉耳垂那一節。）第五，「要多排毒」，毒素無所不在，會干擾免疫系統，所以要強化五大器官的解毒排毒功能，才不容易過敏。（詳見本書第二〇九頁）

臥室清潔為什麼很重要？

很多人的臥房裡面，堆放了太多亂七八糟的東西。稍微整理一下，就會發現棉絮、粉塵、毛髮一大堆，甚至移開桌椅、櫃子、電腦、電視、檯燈、書架，會發現到很多令人驚訝、不該有的東西。你想想看，一個人一輩子有三分之一的時間是在臥房內度過，怎能不保持臥房的乾淨呢？我常建議我的病人，臥房裡越簡單越好，只要有一張床、一個床頭櫃、一扇窗就夠了！臥房的目的是用來睡覺的，不是用來放雜物的。如此打掃起來簡單迅速，用「水溶式吸塵器」吸一吸，兩三下就ＯＫ了！

晚上睡覺時，腎上腺皮質醇濃度最低，是一天當中最容易誘發過敏的時段，再加上臥房裡一堆雜物，怎能睡得安穩呢？很多人進房間打噴嚏、血壓升高，起床後睡眼惺忪、甚至黑眼圈，就是因為臥房有過敏原的緣故。

有人喜歡和寵物睡覺，這要看有沒有毛了。過敏患者不能養貓、狗、鳥這類有毛的寵物，頂多只能養無毛的魚類和爬蟲類。

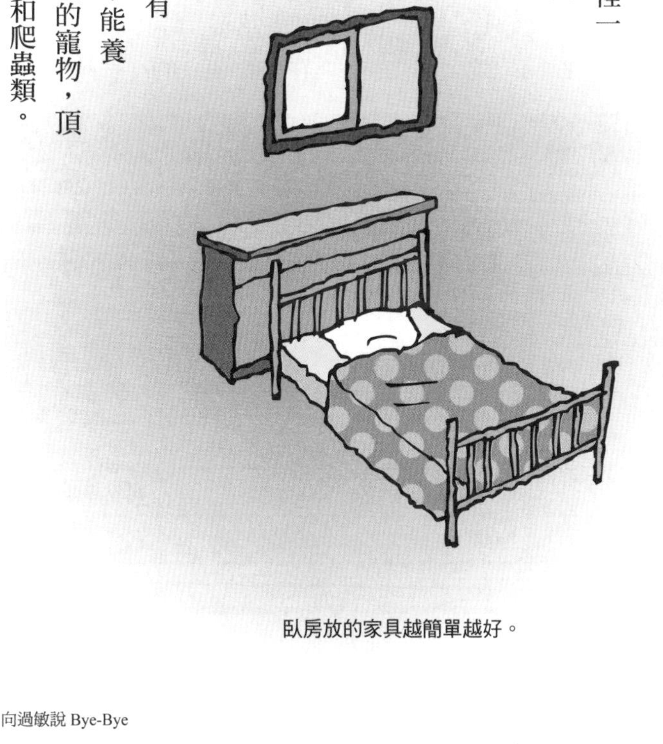

臥房放的家具越簡單越好。

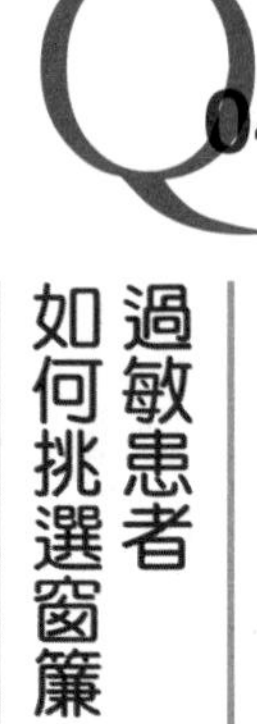

Q04 過敏患者如何挑選窗簾？

窗簾是現代家庭必備的裝飾，有遮光、隱私、美化的效果。但是，窗簾也是家中粉塵最集中的地方。坐在窗簾旁邊，稍微扯動一下，或是微風輕輕吹進來，過敏的人就會鼻子癢、打噴嚏、渾身不自在。要保持窗簾乾淨，布窗簾必須每個月拆下清洗，但有誰會這麼勤勞？百葉窗雖然不用拆下，但是用濕抹布或用吸塵器，既費工又不夠徹底。如果用雞毛

市售各種窗簾比較表

	一片式窗簾	葉式窗簾	布窗簾
集塵度	不易集塵	容易集塵	最易集塵
清洗容易度	容易擦拭	不易清理	最費工夫
遮光度	優良	普通	通常不好

撢子，也只是把灰塵揚到空氣中，再落在家具或地上而已，跟沒有清理差不多，是最馬虎的清潔方式。

最乾淨的窗簾，就是一片式窗簾，看起來簡約大方，不易集塵，擦拭起來只要用濕抹布，幾秒鐘就搞定了。

窗簾的另一個功能是遮光，尤其是晚上睡覺需要全暗的環境，或是晚睡晚起的人，需要遮住早上的陽光，才不會影響睡眠品質。一片式窗簾的材質通常不透光又不易集塵，是首選。百葉窗有很多縫隙，不盡理想。布窗簾最容易透光和集塵，除非特別挑選塑膠材質。

如何把家裡的黴菌通通趕走？

我曾經有幾個過敏病患，治了半年，怎麼治都治不好，結果最後查出來是家裡有壁癌。壁癌就是牆壁漏水，導致屋子內長滿黴菌。黴菌很毒，會干擾免疫系統，有過敏體質的人絕對不可吸入黴菌。一般黴菌很容易誘

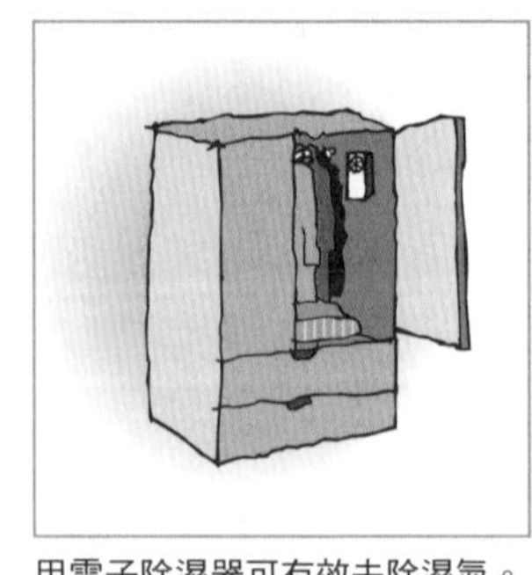

用電子除濕器可有效去除濕氣。

發呼吸道或皮膚的過敏，黃麴毒素一旦進入人體就會造成肝細胞壞死。所以，**家裡如果有黴菌，解決辦法只有兩個：不是黴菌搬家，就是你搬家。**

台灣的氣候潮濕，黴菌很容易孳生，花生採收六小時之後開始發霉、麵包三天開始發霉、牆壁或隔間遇水幾天也會發霉。所以，乾燥是黴菌最大的剋星，通風，則是室內保持乾燥的第一要件。有人說汐止很潮濕，但是，其實注意房屋座向與通風條件，住在汐止的山上也可以不長霉。因為，一樣的濕度，空氣流通時可以帶走潮濕的水氣，反之，又悶又濕的空氣最容易讓黴菌定居繁衍。很多人家裡的碗櫃和衣櫃，一打開都是霉味，多半是因為碗盤還濕答答時就放進櫥子。我建議櫥櫃裡最好要放電子除濕器，要不然就不關門。

Q06 如何保持浴室乾燥？

你有沒有發現，台灣濕熱的夏天，洗完澡後，可能沒幾分鐘又汗流浹背，但如果洗完擦乾，吹電扇，則會覺得身體很乾爽。這就是通風可以降低相對濕度的效果。

住家所有隔間當中，以浴室的通風最為重要，但實際上，很多人家中浴室的通風是最差勁的。很多浴室只有一扇小窗，甚至沒有窗戶，只在天花板裝了一個很沒效率的小抽風機，其實非常不通風，水氣就在浴室內累積，久而久之，浴室角落就會發霉。健康的浴室，一定要開窗，而且要開大窗，最好陽光可以直射進來，有人說這樣洗澡不是被看光光了？不會的，裝窗簾就好了！

很多人家中的浴室、廚房、陽台、甚至樓梯間常會積水，如果積水不在六小時內乾掉，下次洗澡時又積水，長久下來，怎能不發霉？發霉所產生的孢子，散播到空氣中，或是接觸身體，就容易誘發過敏。有些浴室的塑膠腳墊長期潮濕，翻開來看才驚訝裡面都發霉了，或是漱口杯、臉盆、洗衣板底下也都發霉，實在很恐怖。

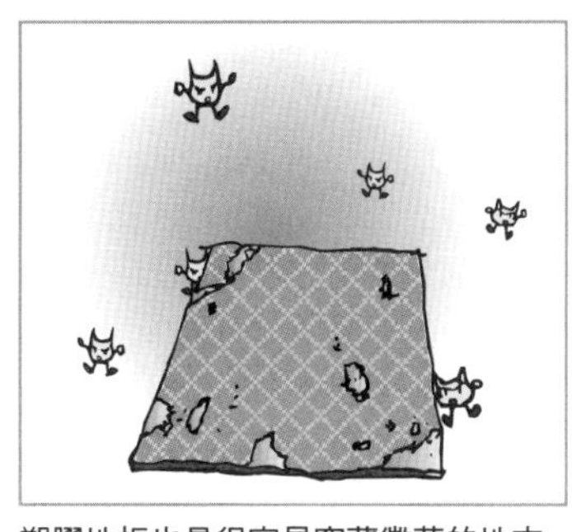

塑膠地板也是很容易窩藏黴菌的地方。

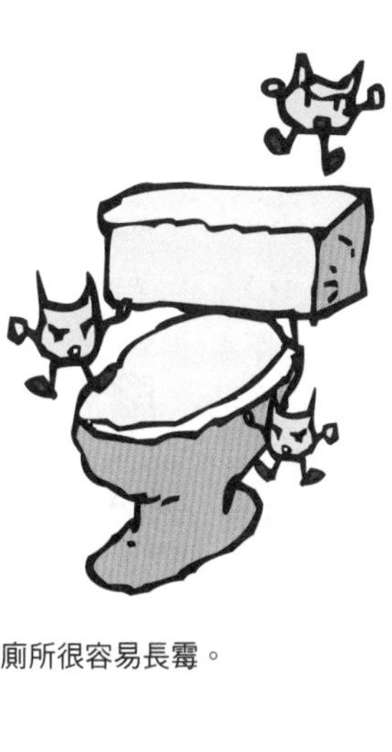

廁所很容易長霉。

晾衣服為什麼必須在八小時內乾燥？

台灣天氣潮濕，很多人晾衣服，晾了兩天還不乾，衣服上甚至開始發霉長菌或出現怪味道。那些怪味其實就是黴菌或細菌的味道。試想，把這些充滿黴菌和細菌的衣服穿在身上，一旦流汗，碰觸皮膚就容易引起皮膚過敏。

陰雨天或梅雨季，最好把衣服晾在除濕間。

所以晾衣服之前，必須先看看濕度計，濕度最好在七〇%以下才晾，或是只有在曬到太陽或吹到乾風時才能晾，而且要在八小時內晾乾。如果是陰雨天或是梅雨季節，最好要晾在除濕間。什麼是除濕間呢？就是在一個小房間裡開除濕機，把衣服晾在裡面，門窗隨時緊閉，如此可以把濕度控制在五〇％以下，衣服在幾小時內就會乾燥。用烘乾機也可以，但衣物多時比較耗電。

二〇〇九年六月消基會調查，台灣市售濕紙巾二五％的生菌量超過標準一萬倍，一〇％添加非法防腐劑甲醛。這個數字告訴我們，衣服、毛巾、紙巾在潮濕狀態非常容易生菌，所以必須保持乾燥。若要用濕紙巾，建議用普通面紙沾水比較衛生。

擦臉用的濕毛巾比馬桶還髒？

台灣人喜歡把毛巾沾濕擦臉，很多人的毛巾與抹布，聞起來都有一股黴味或臭酸味，其實都是細菌的大本營！二〇〇九年初，台灣調查發現，很多華人每天用來洗臉、擦臉的毛巾，比馬桶還要髒十二．五倍，更不要說廚房的菜瓜布了！試想，用充滿髒菌的菜瓜布洗碗盤、用髒抹布擦桌

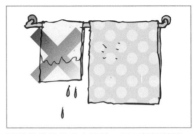

用濕答答的的毛巾擦臉，反而越擦越髒，建議改用乾燥的大浴巾。

ATP 冷光儀檢測含菌數排行榜

名次	物品	含菌數（單位：個）
1	刮鬍刀	1,272,253
2	口罩	322,478
3	牙刷	251,057
4	枕頭套	180,471
5	安全帽	178,013
6	毛巾	176,785
7	話筒	135,591
8	鍵盤	24,520
9	粉餅	24,291
10	馬桶蓋	10,157

（資料來源：富之城有限公司【生活細菌王】調查）

椅，甚至用髒毛巾擦臉，這是多麼不衛生？還會破壞皮膚和腸胃道的正常菌叢，使免疫系統失常，引起過敏或感染。毛巾、抹布、菜瓜布，沾水後一定要擰乾、晾乾，不可以一坨放著，聞起來不可以有異味或臭味；如果隨手洗淨，永保乾燥的抹布其實很乾淨，差不多可以拿來洗臉。總之，任何時候，毛巾和抹布不可以濕答答、油膩膩的，而是要洗淨、擰乾、晾著，保持通風。正確洗臉的方式和洗澡一樣，用手搓洗、用水沖淨、用乾燥的大浴巾擦乾即可。

怎樣才知道家裡是不是太潮濕？

台灣屬於高濕度的地方，終年濕度約在七五～九〇％之間；美國的西雅圖和舊金山約在六〇～七五％之間，加州矽谷約在四五～六〇％之間。家裡可以買一個高感度與高準確度的濕度計，掛在客廳或臥房，時時注意濕度變化。市售大部分的濕度計都缺乏校正，相當不準確，你隨便拿兩、三個品牌的濕度計，在同一地點偵測就知道，數字差別很大。

有一個比較簡便的方法，是我實驗出來的，在此提供讀者參考。方法是拿一個小碟子，上面放一小匙的海鹽、湖鹽或岩鹽，鹽粉攤平，鹽要粉末狀的，不可以是大顆粒，也不能用加了抗凝結劑的精鹽。把這盤裝了鹽的碟子放在陰涼處，如果六個小時內微微出水，表示高濕度；三天內出水，表示中濕度；如果一直都不出水，只是結塊變硬，那就是低濕度。鹽在空氣中，會抓取水分，這叫做「潮解」。如果空氣中濕度高，水分就抓得多，甚至會「出水」。在會出水的環境當中，牆壁和衣服容易發霉，有過敏體質的人一吸入或接觸就會誘發，怎麼治也治不好。

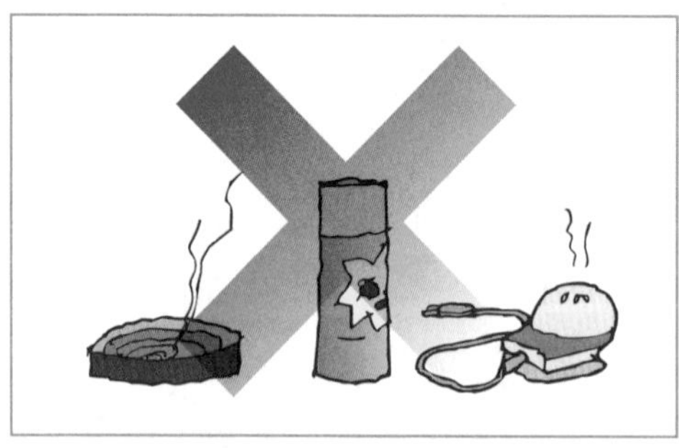

蚊香、殺蟲劑、電蚊香很容易導致鼻子過敏和氣喘。

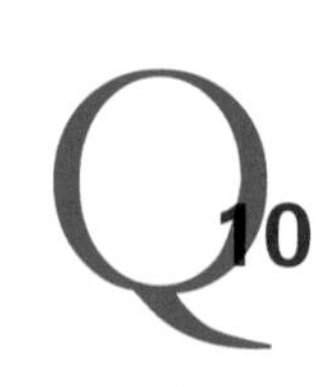

Q10 蚊香、殺蟲劑容易誘發過敏？

台灣濕熱，蚊蟲容易孳生，很多人為了避免蚊蟲叮咬，**常會使用蚊香或殺蟲劑。這些方法雖然能毒蚊，但也會毒人。**因為蚊香和殺蟲劑，都含有毒的化學物質，被人體吸入之後，會殘害健康，等於是慢性自殺。即使沒有立即生病，很多有過敏體質的人，也很容易因此被誘發鼻子過敏與氣喘。二〇〇九年七月底，台灣環保署首次檢驗，居然連老字號的蚊香都含有戴奥辛，大陸有些蚊香還在使用ＤＤＴ。電蚊香也沒有比較好，液體的殺蟲劑也很毒。電蚊拍倒是還不錯用，但一隻一隻蚊子慢慢打，很花時間。

我認為，最好的防蚊方法，就是裝紗窗與蚊帳。但是，紗窗和蚊帳都非常容易藏污納垢，必須時常清洗。想知道紗窗和蚊帳是否乾淨，就是在晚上燈光全關的情況下，用強力手電筒側照紗窗和蚊帳，然後用食指輕彈，看看會不會彈下許多灰塵，如果是，就表示要清洗了，否則風一吹，有可能就把粉塵吹入房間。由於蚊帳比紗窗面積更大，所以更容易累積污垢，建議清洗頻率為每個月兩次。清洗方法很簡單，在浴缸或臉盆裡面，裝進清水和無界面活性劑的天然洗潔粉（例如白泡泡），把蚊帳丟進去，簡單搓揉之後，再用清水沖洗幾次，即可拿出晾乾。至於紗窗則是每個月至少清洗一次，清洗的方法有兩種，一種是拆下紗窗，放在地上，用水柱或水花沖刷；另一種是放在地上，用刷子沾肥皂水，反覆刷洗，再用清水沖乾淨。如果油煙較多，例如緊鄰廚房，則必須使用第二種方法。

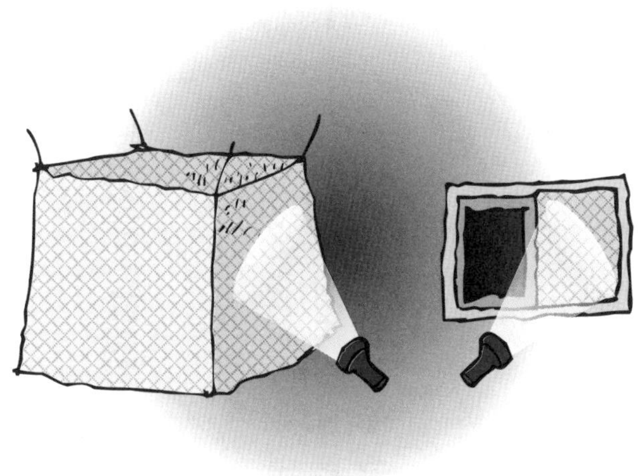

在燈光全關時，用強力手電筒側照紗窗和蚊帳，
就可以知道紗窗和蚊帳是否乾淨。

天然的洗潔劑包括：苦茶粉、無患子發酵液、做完豆漿後的黃豆渣、醋、蘇打粉、海鹽、天然原料手工皂、海水和椰子油製成的萬用洗潔粉（商品名：白泡泡）。如果再使用天然的清潔工具，例如：小抹布、菜瓜布、不鏽鋼刷、舊牙刷等等，更可達到事半功倍的效果。

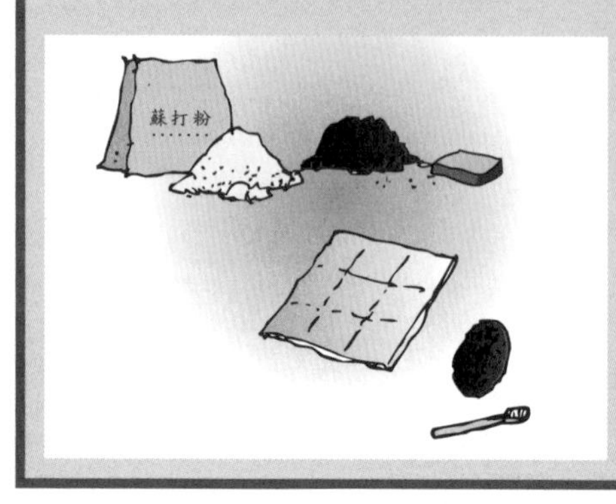

Q11 如何避免住家環境過敏原？

毒素和過敏原一樣都會誘發過敏，從日常用品、家電家具中，我們不知不覺吸收了各種有毒的化學物質。美國一項長達三年的追蹤調查發現，一家大小抽血檢驗，居然每個人身上都含有毒素，而且小孩的濃度最高，許多器官尚未發育成熟，危害也最嚴重。例如，一歲半的小男童，體內的殺蟲劑濃度可能是父母的三、四倍，難怪現在兒童疾病特別多。

在美國長期住過的人都知道，美國居家清潔劑真是琳琅滿目，戶外草皮化肥農藥的噴灑也很普遍。在台灣，雖然清潔劑的種類不如美國多，但是毒性卻是毫不遜色，如果到了中國大陸，毒性更加強烈。還是那句老話；天然的最好，我希望未來所有的清潔劑都應該做成食用級的，也就是說，不小心吃下去都應該無害。

Q12 過敏者如何選擇住家？

過敏的人如果能住在郊區，周圍有山林環抱，就比較不會吸到污染源。但是並不是每個人都這麼幸運，萬一不能遠離城市，或是非得住在道路旁，那要如何挑選住宅呢？最主要的原則就是：住越高越好。因為靠近地面的一、二、三樓，是汽車排放廢氣濃度最高的地方，四樓以上逐漸降低，如果六、七樓以上，空氣會比地面好很多。

如果你有幸可以住到市郊，那麼要注意的就是先察看是否有環境污染。例如方圓一兩公里內是否有工廠製造有毒廢氣或廢水，或有

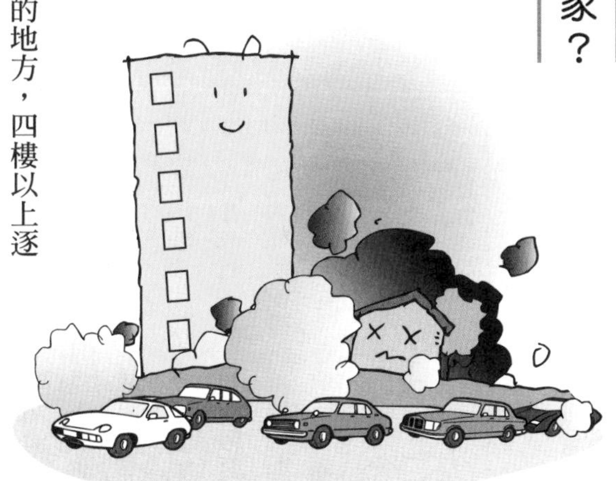

若住在都市，4 樓以上的住家廢氣濃度比較低。

噴漆工廠、水泥廠，居民會不會燃燒廢棄物、五百公尺以內是否有豬圈、兩百公尺以內是否有高壓電塔或電線經過等等。

另外，郊區通常會比都市潮濕，比較潮濕的牆面和路面會長青苔或黴斑，山谷或溪旁最潮濕，山嵐或霧氣較多的地方也潮濕，如果住家能遠離地面，甚至高過樹梢，就會比較乾燥，但要注意地基穩不穩。

在大台北地區，房子位於坐北朝南的山坡，比較不會承受東北季風夾帶的水氣。不管在都市或郊區，住在高處通風一定比較好，窗戶盡量要開，夏天全開，冬天小開。冬天如果怕冷，可以只開通氣窗。

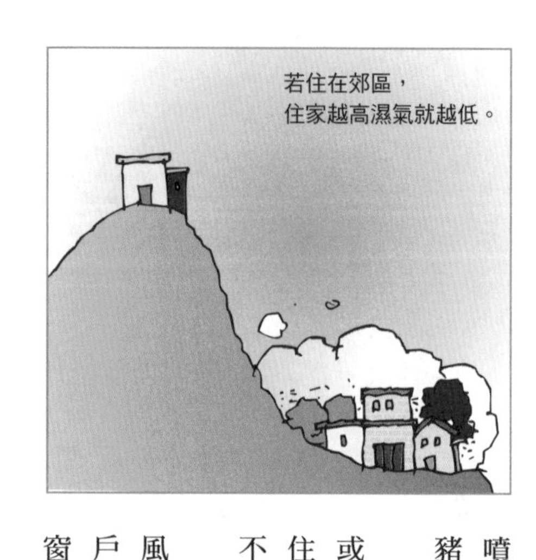

Q13 怎樣的房子最通風？

四面或三面開窗的房子通風最好，至少也要前後開窗。可惜有些房子只有單面開窗，空氣很難對流。通風的房子，不容易長黴菌，也不容易囤積廢氣與病菌。最通風的房子，應該屬於四面開大窗的獨立住家，不過在寸土寸金的大都市，這種房子可能極其昂貴，一般人負擔不起。退而求其次，如果大樓的設計能注意一下，把每一戶設計成三面通風，其實就能達到空氣流通的需求。

記得，窗戶是越大越好，如果空間有限，想要發揮窗戶的最大作用，可以把傳統的拖曳窗戶，改成往外推的對開窗戶，換氣率至少提高一倍。台灣傳統的三合院通常有四面開窗，但是窗戶都太小。美國的房子大多有三面開窗，但可惜很多人都緊閉窗戶開中央空調。很多台灣的倉庫、地下室充滿黴味，都是通風不良所造成。

如何降低辦公大樓過敏症？

很多嶄新的辦公大樓都是密閉式的，無法開窗，不管春夏秋冬，都靠中央空調送氣。更糟糕的是，新型的中央空調為了節約能源，通常不會將

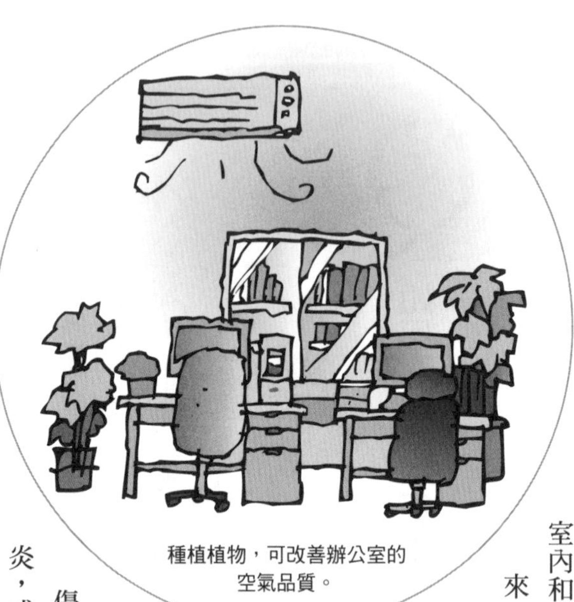

種植植物，可改善辦公室的空氣品質。

室內和戶外的空氣交換，所以，上班一整天下來，有可能吸到的都是舊空氣。

辦公室裡，電腦、螢幕、印表機、影印機、投影機，都會釋放出很多有害的正離子，用儀器測試一下就知道。烏來的內洞瀑布，空氣中負離子濃度高達每單位兩萬多個，是全台灣負離子含量最多的地方，但是大多數辦公室裡面的負離子濃度卻不到兩百個。高負離子的空氣可以滋潤修復呼吸道，反之，低負離子的空氣會損傷呼吸道黏膜，引起咳嗽、咽喉炎、鼻竇炎，或是誘發氣喘。要改善辦公室的空氣品質，有兩個辦法，第一，盡量開窗，但先決條件是室外的空氣要好。第二，大量種植室內植物，吸附有害氣體與正離子，同時產生氧氣與負離子。據說德國BMW汽車公司自從大量種植室內植物之後，工作效率大為提高，請病假的員工大幅減少。

Q15 過敏患者可以運動嗎？

臨床上，我遇過很多過敏患者運動後反而惡化的例子。首先，運動必須循序漸進，不可劇烈。短跑、爬山有時會誘發過敏，尤其是冷空氣最容易誘發氣喘。也不可在車水馬龍的大馬路旁跑步或騎腳踏車，否則大量吸入廢氣，囤積毒素在體內，反而不好。我建議過敏者最好到負離子多的地方運動，例如森林裡、瀑布邊、海邊。切記，不可在含氯的游泳池游泳，應選用臭氧消毒的游泳池，或天然的海邊和河邊。

太冰的泳池、冷水浴也要避免，有人說

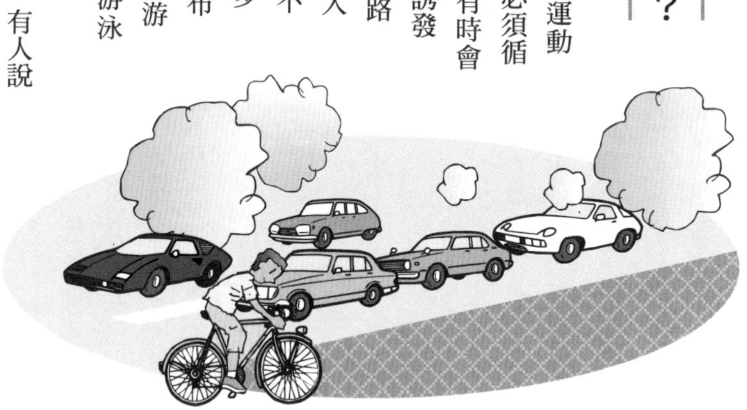

在大馬路上運動，反而會吸入大量廢氣，使毒素囤積在體內。

洗冷水澡不是有益健康嗎？是的，但要等把過敏體質調好之後，再逐漸用冷水、冰水來訓練體表對溫度的適應性。在發作期、或是體質尚未調好之前，最好不要讓皮膚接觸冰水、冷風。有些四肢體表上的皮膚過敏（例如蕁麻疹、異味性皮膚炎、濕疹、牛皮癬），當有濕熱的症狀時，浸泡冷水會暫時舒緩，這時是唯一的例外。

Q16 注意保暖，可以預防過敏？

寒性體質的過敏症狀，很容易被寒冷所誘發，尤其是大部分的氣喘或鼻敏患者，接觸到冷風和冰水，就會發病。氣喘患者嚴禁洗冷水澡的原因就在此。所以寒性體質的人不可穿太少，很多愛漂亮的女孩冬天還穿露背裝、露胸裝、露腰裝、露肚裝、迷你裙，都是不健康的行為。甚至從醫學來看，女性穿裙子，很容易讓腳踝與小腿受涼，也是不妥，必須要加長襪、褲襪來保暖。身體最容易受寒、誘發過敏的部位是頭頂、後腦勺、喉嚨、前胸、上背、腰部，腳踝、大腿前側、手指、腳趾。不管是冬天或夏天，都要保持這些部位的溫暖，尤其是冬天，手腳一定不可以冰冷，特別要注意的是：**相信溫度計，不要相信感覺。因為感覺是不準的！**寒冷導致血液循環不良，末梢神經都凍到無法傳遞訊息，所以大腦都不知道自己手腳冰冷。冬天時，很多人的手都已經只有攝氏二十六度，但是自己還未察覺。所以，必須要買個特製的小溫度計來測手腳的溫度。

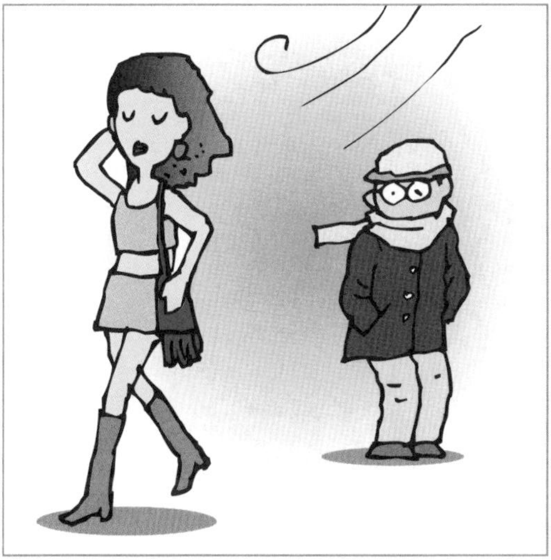

在冬天穿著單薄的服裝，很容易受寒，誘發過敏。

正常的手溫、腳溫，至少應該維持在攝氏三十一度以上。手掌的勞宮穴，與腳掌的湧泉穴，必須二十四小時處於溫暖的狀態，這是最基本的要求。如果連這兩個穴位都寒冷了，過敏怎會好起來？冬天穿衣服，不要跟著別人穿，而要自己感覺穿到手腳溫暖為止，因為很多人熱性體質不怕冷，但是寒性體質的人在同樣的氣溫下就會著涼。

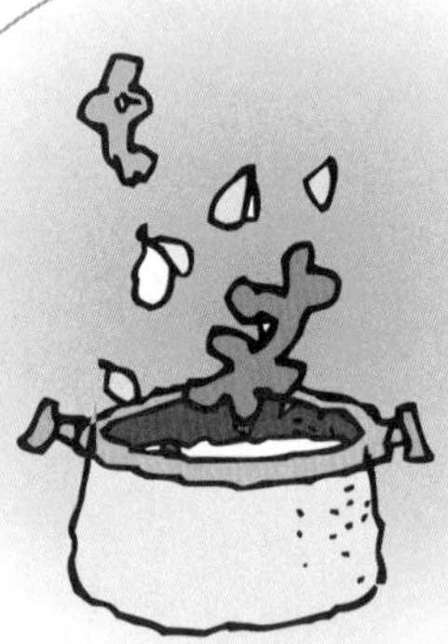

另外，寒性體質的人可以在三餐吃飯、配菜、喝湯時，多加熱性佐料，來達到促進新陳代謝、活化血液循環的效果。我最鼓勵的方法，是在煮菜時加老薑或大蒜，以及喝湯時灑胡椒粉，肉湯中加肉桂或桂枝一起熬煮也是另一個方法。總之，就是要在每一餐吃完時，有渾身舒暢，甚至微微冒汗的效果。記得，是每一餐喔！幾個月下來，體質就會改變。對於寒性體質的人喝蔬果汁，我也建議要加足量的熱性佐料，否則越喝越寒，不出問題才怪！如果要快速改善寒性症狀，最快的方法，是視症狀服用中藥方，例如十全大補湯、金櫃腎氣丸、右歸丸、理中湯。

煮菜時放入老薑、大蒜等熱性佐料，
可以改善寒性體質。

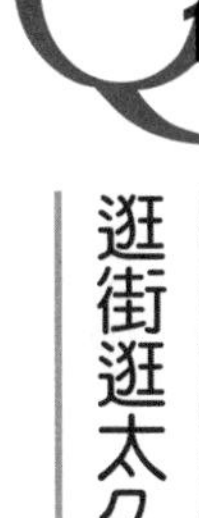

逛街逛太久會引發過敏？

敏感的人在逛某些大型居家賣場時，會發現空氣充滿非天然的怪味，都是從那些塑膠製品、地毯、化肥、清潔劑所散發出來的。鼻子過敏或氣喘的人可能待不了多久就會打噴嚏或呼吸困難，有乾眼症的人可能會眼睛痠澀，甚至一般人待久之後也會感到疲倦。逛百貨公司的成衣部門也是如此，因為空氣中充滿了新衣服所散發出來的甲醛或其他化學溶劑。所以逛街要看地方，通風不良的購物中心或大賣場盡量不要待太久，露天的夜市或店面就比較ＯＫ，但是，鄰近大馬路有很多汽車廢氣也是一個大問題。附帶一提的是，機場免稅商店所散發出來的高級香水味，全是人工的，有鼻子過敏、氣喘、甚至皮膚過敏的人聞了之後就會不舒服，更不要說擦這些人工香水了。如果真要用香水，也要用天然的，而且濃度不要太高，一朵玉蘭花就夠香了。在我美國的診所裡，我禁止員工和病患擦香水，就是這個道理。有些敏感的患者，連天然的花香也會過敏，例如百合。

Q18 如何快速緩解過敏性鼻炎或花粉熱？

治療過敏不必用人工西藥，只要慎選高品質的天然成分，效果就會很好。在所有抗過敏的天然補充品當中，強效的過敏三菌是小朋友的最愛，既好吃又快速有效。好油的效果稍慢。維他命C加生物類黃酮是我在美國診所最常用的，效果不夠時再加槲黃素（Quercetin），就會很滿意，但是槲黃素在台灣尚未開放，所以我會改用野生玫瑰（Rosa centifolia）的花瓣萃取物。臨床證明，野生種的玫瑰花瓣萃取物，每天五〇〇毫克（相當於一一〇片花瓣濃縮），服用三十天之後，大部分打噴嚏、流鼻水、搔癢等過敏症狀就會消失，其實不用等三十天，很多人只要幾分鐘，就會感受到症狀大幅舒緩。這是因為野生玫瑰萃取物裡面的沒食子單寧（Eugeniin）有很強的抑制組織胺釋放的效果，對於塵蟎、花粉、寵物毛髮所引發的第一類型過敏，效果不輸給西藥抗組織胺（Anti-Histamine）。沒食子單寧是完全天然的成分，除了抗敏之外，還有美白的效果，效果是熊果素（Arbutin）的二倍。

Q19 如何快速緩解寒性氣喘？

氣喘發作時，是會要人命的，歌聲美妙的鄧麗君就是在泰國氣喘發作去世，令人遺憾。大部分的氣喘屬於寒性，當發作時，如果可以在上背處（風門、風府、肺俞、大杼）用遠紅外線照射十分鐘，會得到快速的舒緩。

除了用遠紅外線器材以外，
用吹風機吹上背部，
也可以快速緩解
寒性氣喘。

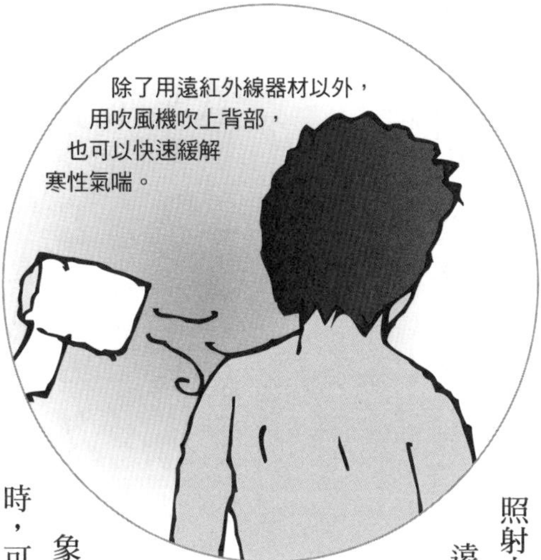

遠紅外線的器材品質好壞差很多，要慎選，否則無效。一般看到的紅燈是紅內線，沒什麼效果。遠紅外線是肉眼看不到的，照射之後，它可以深入活化肺部的血液循環、放鬆局部交感神經、緩解支氣管痙攣的現象。一時拿不到遠紅外線器材時，可以用吹風機吹，或是用熱水

沖，但效果會打折。如果要達到最大效果，必須結合針灸、甚至中藥湯。如果下針手法正確、藥材品質好、熬煮的方法正確，幾乎所有的氣喘發作，不管輕重，都可以在三十分鐘內緩解。這時，患者會非常放鬆，非常愛睏，甚至喘聲早已平靜下來，換成打呼聲。用這種方法緩解急救氣喘，不需要西藥，不是壓抑，而是舒緩，可以逐漸把體質調好，逐漸根治。

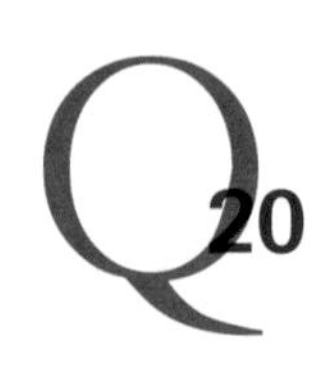

Q20 如何預防乾眼症？

乾眼症是一種自體免疫疾病，患者越來越多，是因為毒素、過敏、腎虛所造成。除了活化身體排毒功能、避開過敏原、用中藥或太極拳補腎氣之外，更重要的還要注意以下兩點：第一，騎摩托車一定要帶全罩式護目鏡或眼鏡，因為空氣中很多污染，如果持續吹拂，黏上眼球表面，會加速病變。第二，每晚睡覺，眼睛要保持全暗至少六～八小時。有些人熬夜到三點才睡，雖然睡了八小時，但其實早上五、六點天就亮了，眼睛在全暗

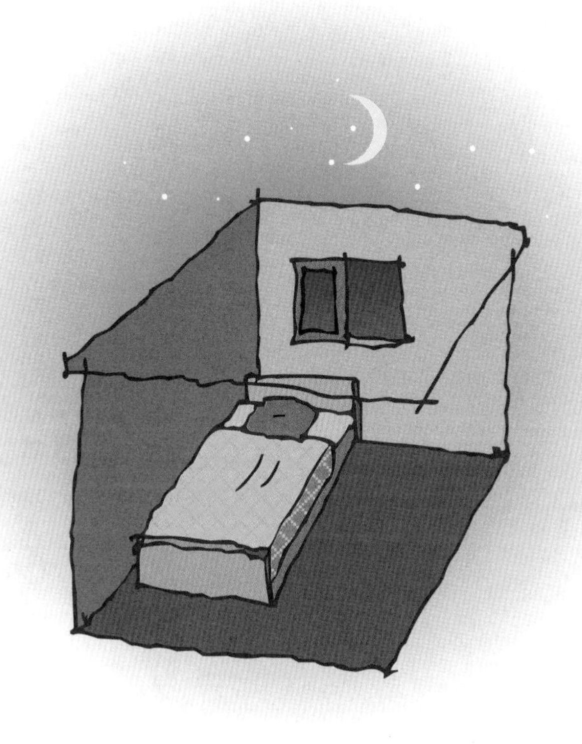

睡覺時必須保持全暗，眼睛才能充分休息。

的環境只有二、三個小時，這樣對眼睛很傷。眼睛必須要全暗的情況下才能休息，否則睡覺時光線持續刺激，眼睛容易乾澀、甚至視力退化。

我常說，**晚上睡覺時，不可開小夜燈，最亮的光度，絕不可以超過星星和月亮，因為原始人就是這樣**。根據科學研究證實，二歲以前如果點小夜燈睡覺，長大後會得近視眼。難怪台灣的近視眼那麼多，因為從民國五、六十年開始，家家戶戶就開始用小夜燈，而且路燈也很亮。

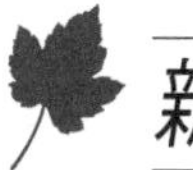

新自然主義 新醫學保健 | 新書精選目錄

序號	書名	作者	定價	頁數
1	**減重後，這些疾病都消失了！**劉博仁醫師的營養療法奇蹟⑤	劉博仁	330	224
2	**吃對保健食品②天然篇：**江守山醫師教你聰明吃對 12 大天然保健品	江守山	330	224
3	**好眼力：護眼、養眼、治眼全百科：** 百大良醫陳瑩山破解眼科疑難雜症	陳瑩山	330	224
4	**筋骨關節疼痛防治全百科：** 骨科專家游敬倫整合中西醫學最新對症療法	游敬倫	330	224
5	**腎臟科名醫江守山教你逆轉腎：**喝對水、慎防毒、控三高	江守山	330	280
6	**完全根治耳鼻喉疾病，眩暈、耳鳴、鼻過敏、咳嗽、打鼾：** 劉博仁醫師的營養療法奇蹟④	劉博仁	330	240
7	**情緒生病，身體當然好不了：**黃鼎殷醫師的心靈對話處方	黃鼎殷	330	240
8	**健檢做完，然後呢？** 從自然醫學觀點，拆解數字真相，掌握對症處方，找回健康！（附 CD）	陳俊旭	350	272
9	**來自空中的殺手：**別讓電磁波謀殺你的健康	陳文雄 陳世一	350	192
10	**醫食同源：**彩色圖解 93 道健康美味家常食譜	新居裕久	350	176
11	**顧好膝關節：**1 分鐘關節囊矯正健康法	酒井慎太郎	300	224
12	**轉轉腳踝：**1 分鐘足部穴位健康法	福辻鋭記	250	128
13	**1 分鐘治好腰痛：**50,000 人親身見證，最有效的腰痛改善法	小林敬和	280	192
14	**膽固醇**完全控制的最新療法	井藤英喜	260	184
15	**血糖**完全控制的最新療法	井藤英喜	260	192
16	**尿酸**完全控制的最新療法	谷口敦夫	260	184
17	**血壓**完全控制的最新療法	半田俊之介	260	184
18	**三酸甘油酯**完全控制的最新療法	西崎統	260	184
19	**肝功能**完全控制的最新療法	廣岡昇	260	184

國家圖書館出版品預行編目資料

過敏，原來可以根治！：陳俊旭博士的抗過敏寶典/陳俊旭 著.
一四版.—臺北市：新自然主義, 2017.1
面: 公分
ISBN 978-957-696-843-3（平裝）
過敏性疾病
415.74　　105024054

過敏，原來可以根治！

——陳俊旭博士的抗過敏寶典

作　　者：陳俊旭
特約編輯：凱特
內頁插畫：劉素珍、陳志偉
美術設計：雅堂設計工作室

社　　長：洪美華
編 輯 部：何喬

出 版 者：新自然主義
　　　　　幸福綠光股份有限公司
地　　址：台北市杭州南路一段63號9樓之1
電　　話：(02)23925338
傳　　真：(02)23925380
網　　址：www.thirdnature.com.tw
E-mail：reader@thirdnature.com.tw

印　　製：中原造像股份有限公司
初　　版：2009年11月
二　　版：2009年12月
三版33刷：2016年 8 月
四版19刷：2024年 6 月
郵撥帳號：50130123 幸福綠光股份有限公司
定　　價：新台幣320元

ISBN 978-957-696-843-3
總 經 銷：聯合發行股份有限公司
　　　　　新北市新店區寶橋路235巷6弄6號2樓
電　　話：(02)29178022
傳　　真：(02)29156275

【照片提供】
陳俊旭／p197、p198・大朵文化張詠萱／p204左・編輯部資料室／p201、p204右、p206

新自然主義 讀者回函卡

書籍名稱：《過敏，原來可以根治！——陳俊旭博士的抗過敏寶典》

■ 請填寫後寄回，即刻成為新自然主義書友俱樂部會員，獨享很大很大的會員特價優惠（請看背面說明，歡迎推薦好友入會）

★ 如果您已經是會員，也請勾選填寫以下幾欄，以便內部改善參考，對您提供更貼心的服務

● 購書資訊來源：□逛書店 □報紙雜誌廣播 □親友介紹 □簡訊通知 □新自然主義書友 □相關網站

● 如何買到本書：□實體書店 □網路書店 □劃撥 □參與活動時 □其他

● 給本書作者或出版社的話：

■ 填寫後，請選擇最方便的方式寄回：

（1）傳真：02-23925380 （2）影印或剪下投入郵筒（免貼郵票）

（3）E-mail：reader@thirdnature.com.tw （4）撥打02-23925338分機16，專人代填

姓名：＿＿＿＿＿＿ 性別：□女 □男 生日：＿＿年＿＿月＿＿日

★ 已加入會員者，以下框內免填

手機：＿＿＿＿＿＿ 電話（白天）：（　　）＿＿＿＿＿＿

傳真：（　　）＿＿＿＿＿＿ E-mail：＿＿＿＿＿＿

聯絡地址：□□□□□ ＿＿＿＿縣（市）＿＿＿＿鄉鎮區（市）

＿＿＿＿路（街）＿＿段＿＿巷＿＿弄＿＿號＿＿樓之＿＿

年齡：□16歲以下 □17-28歲 □29-39歲 □40-49歲 □50~59歲 □60歲以上

學歷：□國中及以下 □高中職 □大學/大專 □碩士 □博士

職業：□學生 □軍公教 □服務業 □製造業 □金融業 □資訊業 □傳播 □農漁牧 □家管 □自由業 □退休 □其他

寄回本卡，掌握最新出版與活動訊息，享受最周到服務

加入新自然主義書友俱樂部，可獨享：

會員福利最超值

1. 購書優惠：即使只買1本，也可享受8折，並免付郵寄工本費20元
2. 送書收款：可享一年4次免手續費郵局送書收款服務 (原價每次30元)，守株待「書」，不必出門。
3. 生 日 禮：生日當月購書，一律只要定價75折
4. 社 慶 禮：每年社慶當月（3/1~3/31）單筆購書金額逾1000元，就送價值300元的精美禮物（逾2000元就送兩份，依此類推。請注意當月網站喔！）
5. 即時驚喜回饋：（1）優先知道讀者優惠辦法及A好康活動
（2）提前接獲演講與活動通知
（3）率先得到新書新知訊息
（4）隨時收到最新的電子報

入會辦法最簡單

請撥打02-23925338分機16專人服務；或上網加入http://www.thirdnature.com.tw/

（請沿線對摺，免貼郵票寄回本公司）

□□□□□

姓名：

地址：＿＿＿市/縣＿＿＿鄉鎮/市區＿＿＿路/街＿＿＿段

＿＿＿巷＿＿＿弄＿＿＿號＿＿＿樓之＿＿＿

廣 告 回 函
北區郵政管理局登記證 北 台 字 03569 號
免 貼 郵 票

新自然主義股份有限公司

THIRD NATURE PUBLISHING CO.,LTD.

地址：100 台北市杭州南路一段63號9樓
電話：(02)2392-5338　傳真：(02)2392-5380
出版：新自然主義　發行：幸福綠光
劃撥帳號：50130123　戶名：幸福綠光股份有限公司